普通高等院校计算机基础教育"十四五"规划教材
教育部大学计算机课程改革立项规划教材

医学计算机应用基础实践教程

杨长兴　奎晓燕◎主　编
夏　翃　侯　洁◎副主编

中国铁道出版社有限公司
CHINA RAILWAY PUBLISHING HOUSE CO., LTD.

内 容 简 介

本书是与《医学计算机应用基础》(第三版)教材相配套的实践教程,提供了与主教材配套的实践内容、习题及参考答案、模拟试题及参考答案,同时以案例的形式编写了微机选购与组装、Photoshop图像制作综合实例、动态网页制作实例。动态网页制作实例一章也可以作为自主设计型实验,安排学生以课程设计的方式完成一个大型实验作品。

本书语言表达严谨,文字流畅,内容通俗易懂、重点突出、实例丰富,适合作为普通高等医药院校各专业大学计算机基础实践教程的教材,也适合作为广大计算机爱好者自学和参考用书。

图书在版编目(CIP)数据

医学计算机应用基础实践教程 / 杨长兴,奎晓燕主编. —3版. —北京:中国铁道出版社有限公司,2022.8
教育部大学计算机课程改革立项规划教材　普通高等院校计算机基础教育"十四五"规划教材
ISBN 978-7-113-29377-2

Ⅰ.①医… Ⅱ.①杨… ②奎… Ⅲ.①计算机应用-医学-高等学校-教材 Ⅳ.①R319

中国版本图书馆CIP数据核字(2022)第111176号

书　　名:医学计算机应用基础实践教程	
作　　者:杨长兴　奎晓燕	
策　　划:刘丽丽	编辑部电话:(010) 51873202
责任编辑:刘丽丽	
封面设计:乔 楚　高博越	
责任校对:孙 玫	
责任印制:樊启鹏	

出版发行:中国铁道出版社有限公司(100054,北京市西城区右安门西街8号)
网　　址:http://www.tdpress.com/51eds/
印　　刷:北京联兴盛业印刷股份有限公司
版　　次:2014年8月第1版　2022年8月第3版　2022年8月第1次印刷
开　　本:880 mm×1 230 mm　1/16　印张:12.5　字数:365千
书　　号:ISBN 978-7-113-29377-2
定　　价:35.00元

版权所有　侵权必究

凡购买铁道版图书,如有印制质量问题,请与本社教材图书营销部联系调换。电话:(010) 63550836
打击盗版举报电话:(010) 63549461

普通高等院校计算机基础教育"十四五"规划教材
教育部大学计算机课程改革立项规划教材

编写委员会

主　任：杨长兴

副主任：郭永青　黎小沛

委　员：（以姓氏音序排列）

白宝钢	温州医科大学	陈志国	牡丹江医学院
程　月	南京医科大学	董鸿晔	沈阳药科大学
郭永青	北京大学	韩绛青	复旦大学
华　东	南京医科大学	奎晓燕	中南大学
黎小沛	天津医科大学	李利明	中南大学
李连捷	河北医科大学	李小兰	中南大学
刘　燕	中山大学	刘尚辉	中国医科大学
罗　芳	中南大学	茹小光	长治医学院
孙纳新	天津武警后勤学院	田翔华	新疆医科大学
吴立春	宁夏医科大学	夏　翙	首都医科大学
肖　峰	大连医科大学	杨国平	浙江中医大学
杨长兴	中南大学	于　净	沈阳药科大学
余从津	天津医科大学	喻　焰	湖北医药学院
占　艳	湖南中医药大学	张筠莉	辽宁医学院
张兆臣	泰山医学院	章新友	江西中医药大学

序

目前，以计算思维为切入点的计算机基础系列课程教学改革研究在我国不断深入，研究成果频出，如何通过课程教学激发出学生计算机技术应用能力和创新能力是计算机类教育工作者需要长期研究的课题。这也是实现教育部高等学校大学计算机课程教学指导委员会（简称教指委）提出的"普及计算机文化，培养专业应用能力，训练计算思维能力"教学总体目标的要求。

2012年，教育部高等学校大学计算机课程教学指导委员会批准立项了多个计算机课程教学改革项目，其中，面向医药类院校的"医药类大学生计算机应用能力培养优化研究及医药类大学计算机基础系列课程建设与改革"课题通过多年研究与实践，在教指委的指导以及中国铁道出版社的资助下，总结出版了第一版、第二版医药类大学计算机基础课程系列教材。第一版教材通过多年使用，取得良好的教学效果，积累了许多教学经验。2017年，在第一版的基础上，修订和更新了教材内容，形成了第二版教材，同样取得了良好的教学效果，积累了更多的经验。为了做到与时俱进，2021年，中国铁道出版社再一次组织第三版教材的研究编写工作，第三版教材的编者也是课题研究的参与者，来自全国近30所综合性大学或医药类高等学校，都是具有丰富教学和教改经验的一线教师，其中主编和副主编多数是曾经多次出版著作的教育专家和资深教授。

本套教材包括《医学计算机应用基础》、《Visual Basic程序设计》、《数据库技术及应用》、《医学信息分析与决策》和《药学计算导论》及其相应的实践教程。涵盖了全国高等医药院校本科、专科各专业的计算机基础系列课程的教学内容，以培养能够掌握医学计算机应用技能、结合专业具有创新能力的、满足社会需求的医学人才。

在组织编写第三版教材的过程中，我们始终贯彻"主张多元思维，融入计算思维思想，培养应用能力和创新能力"的理念。在内容上强调：不动声色地引入计算思维思想，突出思想方法的教学，选择面向医学的经典案例，注重激发学生综合应用能力和创新能力。在风格上力求逻辑结构清晰、文字精练、图表丰富、版式明快；强调用教师自己的语言表达教材中的主要内容，教给学生的是教师对内容的理解和教师的心得。

第三版教材充分体现了科学性强、系统完整、思路方法明确、文字简练、图文并茂、易教易学、实用等特点，力求达到教材编写"三基"（基础理论、基本知识、基本技能）和"五性"（思想性、科学性、先进性、启发性、适用性）的要求。

第三版教材不仅适合作为医药类高等学校，包括8年制、7年制和5年制在内的各类本科专业的教学用书，也是其他类高等学校全日制本、专科学生或成人教育各类专业本、专科学生值得使用的教学用书或教学参考书，也可作为计算机等级考试培训教材和参考书。

第三版教材的出版得到了清华大学谭浩强教授和吴文虎教授、首都医科大学马斌荣教授和童隆正教授的指导和帮助，许多医药类高等学校的教师对第三版教材的编写提出了宝贵的意见和建议；中国铁道出版社有限公司对第三版教材的策划、论证、组织和发行等做了大量认真而卓有成效的工作。编写委员会在此对所有人表示衷心的感谢！

普通高等院校计算机基础教育"十四五"规划教材
教育部大学计算机课程改革立项规划教材

编写委员会

2022年5月于长沙

前　言

医学计算机应用基础是一门实践性很强的课程。为了加强课程的教学，培养学生动手、自主、创新的能力，我们编写了《医学计算机应用基础》（第三版）的配套教材——《医学计算机应用基础实践教程》（第三版），目的在于提高学生使用计算机的能力，特别是通过综合性实验、课程设计等手段提高学生创造性使用计算机的能力。

本书在第二版的基础上做了如下更新和修改：增加了新的计算机硬件设备、器件；加强了计算机新技术、新进展介绍；针对计算机水平考试，加强了 Office 系列软件综合应用内容，以提高学生的综合应用能力；针对医学专业，加强了与医学相关知识联系的应用实例；在医院信息系统章节，增加了与医疗大数据相关的应用内容与实例；修正了部分习题内容；加强了动态网页设计综合实例。

本书共分为四篇，第 1 篇设计了 14 个实验，通过这些实验对主教材内容进行复习、巩固、加深理解。实验包括验证性实验、综合性实验。验证性实验主要是对主教材相应章节内容进行复习、验证；综合性实验内容比较全面，是对一个知识单元或多个知识单元内容总结、灵活运用的实验。第 2 篇对应主教材的各章，设计了选择题、填空题、问答题等。多数习题是编者自行精心设计，少部分取材于经典教程，习题以灵活运用主教材相应章节知识点为主要特点。第 3 篇模拟试题由编者在收集各类医学院校该课程考试试题的基础上，精心筛选而成，可以作为学生进行课程后的自测使用。第 4 篇设计了三章内容。第 1 章介绍微机选购与组装知识，通过本章的学习，学生对组成微机各部件的技术性能指标有初步的了解，部件之间的协调工作有初步的认识，能够培养学生的硬件动手能力。第 2 章是 Photoshop 图像制作综合实例。第 3 章是动态页面制作实例，本章内容包括一个完整的网页设计实例及其全部代码，学生通过本章的学习，并按其步骤部署，能够完成一个完整的网站，并可在此基础上扩充其功能。本章的内容可以作为自主设计型实验，以课程设计的形式完成网站的设计、建设。

本书的编者长期从事医学计算机基础课程的教学工作，并利用多种软件开发了许多软件项目，具有丰富的教学经验和较强的科学研究能力。编者本着加强基础、注重实践能力培养、突出医学应用、勇于创新的原则，力求使本书达到有较强的可读性、适用性和先进性。我们的教学理念是：教学是教思想、教方法，真正做到"授人以鱼不如授人以渔"。所以在组织本实践教程时，尽量突出灵活运用知识，选用各知识点紧密结合、综合运用的实验、习题等。

本实践教程由杨长兴、奎晓燕主编，负责全书的总体策划、统稿、定稿工作。夏翃、侯洁任副主编，协助主编完成统稿、定稿工作。各篇章编写分工如下：第 1 篇实验 1 由杨长兴编写，实验 2 由郭东敏、李连捷编写，实验 3～5 由茹小光编写，实验 6 由侯洁、黎小沛编写，实验 7～9 由孙纳新、华东编写，实验 10 由章新友、刘尚辉编写，实验 11 由奎晓燕编写，实验 12 由周肆清、田翔华编写，实验 13 由夏翃、刘燕编写，实验 14 由喻焰编写。第 2 篇习题 1～10、参考答案由杨长兴、李小兰、郭东敏、李连捷、茹小光、侯洁、华东、孙纳新、刘尚辉、奎晓燕、周肆清、田翔华、夏翃、刘燕、喻焰编写。第 3 篇由李利明编写。第 4 篇第 1 章由杨长兴编写，第 2 章由奎晓燕编写，第 3 章由周肆清编写。

本书的编写得到了清华大学谭浩强教授和吴文虎教授、首都医科大学马斌荣教授和童隆正教授的指导和帮助，编者在此表示衷心的感谢。在本书的编写过程中，编者参考了大量文献资料，在此也向这些文献资料的编者表示衷心感谢。

由于编者水平所限，加之时间仓促，书中难免存在疏漏和不足之处，敬请读者不吝赐教。

编　者

2022 年 5 月

目 录

第1篇 医学计算机应用基础实验

实验 1　认识与组装微型计算机 ………………………………………………………… 02

实验 2　操作系统实验 …………………………………………………………………… 06

实验 3　WPS 文字实训 …………………………………………………………………… 20

实验 4　WPS 表格实训 …………………………………………………………………… 36

实验 5　WPS 演示文稿的使用 …………………………………………………………… 47

实验 6　多媒体数据处理 ………………………………………………………………… 53

实验 7　Internet 应用技术基础实验 …………………………………………………… 62

实验 8　Windows 环境下局域网的构建 ………………………………………………… 65

实验 9　常用医学数据库的访问 ………………………………………………………… 69

实验 10　医学动画设计技术基础实验 …………………………………………………… 72

实验 11　图形、图像处理软件的使用 …………………………………………………… 83

实验 12　网页制作软件的使用 …………………………………………………………… 91

实验 13　医院信息系统实践 ……………………………………………………………… 94

实验 14　信息加密实训 …………………………………………………………………… 97

第2篇 习题与参考答案

习题 1 ……………………………………………………………………………………… 103

习题 2 ……………………………………………………………………………………… 105

习题 3 ……………………………………………………………………………………… 107

习题 4 ……………………………………………………………………………………… 109

习题 5 ……………………………………………………………………………………… 111

习题 6 ……………………………………………………………………………………… 113

习题 7 ……………………………………………………………………………………… 114

习题 8 ……………………………………………………………………………………… 116

习题 9 ·· 118

习题 10 ·· 120

习题 11 ·· 121

习题参考答案 ·· 122

第 3 篇　模拟试题与参考答案

模拟试题 1 ·· 138

模拟试题 2 ·· 142

模拟试题 3 ·· 145

模拟试题参考答案 ·· 149

第 4 篇　实　　例

第 1 章　微型计算机组装与选购 ·· 154
1.1　微机主要部件的选型 ·· 154
1.2　微机的组装 ·· 159

第 2 章　Photoshop 图像制作综合实例 ··· 161
2.1　裁剪图像 ·· 161
2.2　用高斯模糊方法平滑图像 ·· 161
2.3　用蒙尘与划痕方法减少杂色 ·· 162
2.4　图像锐化处理 ·· 163
2.5　查找边缘 ·· 163
2.6　抠图 ·· 164
2.7　图像缩放 ·· 164
2.8　伪彩色处理 ·· 165
2.9　矫正倾斜图像 ·· 166

第 3 章　动态页面制作实例 ·· 167
3.1　系统总体设计 ·· 167
3.2　数据库设计 ·· 168
3.3　功能模块设计 ·· 168

参考文献 ·· 192

第1篇

医学计算机应用基础实验

实验 1　认识与组装微型计算机

一、实验目的

（1）认识微型计算机的组成部件，了解各部件的主要技术参数。
（2）学会组装一台计算机。

二、实验要求

（1）熟悉一台计算机的组成部件。
（2）掌握组装一台计算机的步骤。

三、实验内容与步骤

实验 1-1　认识微型计算机组成部件

组成一台微型计算机的部件有 CPU、CPU 风扇、主板、内存、显示器、显卡、键盘、鼠标、电源、机箱、硬盘、光驱、网卡、声卡、音箱，另外可能还有打印机、扫描仪、调制解调器（Modem）等。

（1）CPU 与 CPU 风扇。目前 CPU 多数是第五代到第十二代酷睿 i3、i5、i7、i9 等系列产品，当然也可以使用对应某一代的奔腾系列、赛扬系列的产品。用户关心的是 CPU 主频、与主板连接的方式（主要有 LGA1511、LGA1200、LGA1700、LGA 2011 等）、需要什么样的主板支持等问题。CPU 如图 1-1-1 所示，CPU 风扇如图 1-1-2 所示。

图 1-1-1　CPU

另外，要特别介绍一下 CPU 风扇，从酷睿第七代 CPU 开始，每一代 CPU 的顶级产品，如 i7-7700K、i9-11900K，这些 CPU 的功耗都是相当高的，达到了 95 W 甚至 125 W。建议选用 i7、i9 不带后缀字母 K 的芯片，如 i7-7700、i9-9900、i9-10900、i9-11900、i9-12900 等，当然可用 i3、i5 CPU，还可用奔腾系列、赛扬系列的 CPU。

（2）主板。主板是支持 CPU 及其他设备的母板，主板性能的好坏取决于主板芯片组，也是用户组装计算机时最需要关心的问题，芯片组决定所用主板能支持多少主频、什么类型的 CPU，支持什么类型的内存，支持什么类型接口的硬盘，等等。主板如图 1-1-3 所示。

图 1-1-2　CPU 风扇

从 2012 年开始，采用的主板主要有 H61、P67、B75、H77、Z77 等，支持 LGA1155（第二、三代酷睿 CPU）、DDR3。

8 系列主板支持 LGA 1150（第四、五代酷睿 CPU）、DDR3，包括 H81、B85、Z87 等。

100 系列主板支持 LGA 1151、DDR4，支持第六代酷睿 CPU，包括 H110、H170、B150、Z170 等。

图 1-1-3　主板

200 系列主板支持 LGA 1151、DDR4，支持第六、七代酷睿 CPU，包括 H270、B250、Z270 等。

300 系列主板支持 LGA 1151，DDR4，支持第八、九代酷睿 CPU，包括 H370，B360，H310，Z390 等。

400 系列主板支持 LGA 1200，DDR4，支持第十代酷睿 CPU，包括 B460，Z490 等。

500 系列主板支持 LGA 1200，DDR4，支持第十、十一代酷睿 CPU，包括 B560，Z590 等。

600 系列主板支持 LGA 1700，DDR4/DDR5，支持第十二代酷睿 CPU，包括 B660，Z690 等。

图 1-1-3 所示的主板是技嘉 Z590 UD 主板，支持第十、十一代酷睿 CPU。

（3）内存。内存是计算机中的临时存储器，目前主要使用 DDR4 内存，DDR3 已很少使用。使用什么类型的内存与主板的内存插槽有关。内存如图 1-1-4 所示。

现在支持 i3、i5、i7、i9 CPU，同代奔腾系列、赛扬系列 CPU 的主板多采用 DDR4。DDR3 较之 DDR2 有更高的外频；更低的工作电压（1.5 V）。DDR4 较之 DDR3 有更高的外频，高达 3 866 MHz（超频），甚至高达 5 066 MHz（超频）；更低的工作电压（1.2 V）。从外形上看，金手指中间的"缺口"位置相比 DDR3 更为靠近中央。在金手指触点数量方面，DDR4 内存有 284 个触点（284 Pin），而 DDR3 则是 240 个触点（240 Pin）。DDR5 比较少见。

（a）DDR3

（b）DDR4

图 1-1-4 内存

（4）显示器与显卡。显示器是必需的输出设备，它与主板的连接需要显卡（或显示芯片）支持。目前显示器多为 LED 或 LCD 液晶显示器（屏），用户关心的主要技术指标是品牌、分辨率、屏幕尺寸等。显卡同样有所支持的分辨率、接口类型等技术指标，现在多数显卡支持的分辨率远高于 1 024×768 像素，标准的分辨率是 1 920×1 080 像素，4K 显示器的分辨率是 3 840×2 160 像素，8K 显示器的分辨率是 7 680×4 320 像素，接口类型使用 PCI-E 接口。目前，多数计算机主板都集成了显卡，而且性能都相当好。多数近几代的主板都集成了英特尔超核芯显卡 630，有的甚至集成了 Intel UHD Graphics 750，就连奔腾及赛扬产品都集成了英特尔超核芯显卡 610。只有用户特别需要时才配备独立显卡。显示器如图 1-1-5 所示，显卡如图 1-1-6 所示。

图 1-1-5　显示器

图 1-1-6　显卡

（5）键盘与鼠标。键盘、鼠标都是一台计算机所必需的输入设备，如图 1-1-7 所示。

（6）电源与机箱。电源、机箱是一台计算机所必需的支持部件。电源必须有足够的能力支持计算机所有设备的用电，通常其功率应在 300 W 以上。机箱的主要作用是封装其他部件构成主机，同时起屏蔽作用。电源如图 1-1-8 所示，机箱如图 1-1-9 所示。

（7）硬盘。硬盘是必需的外存储器。用户主要关心的技术指标有容量、转速、与主板的接口方式等。现在的机械硬盘容量高达 500～4 000 GB，台式计算机一般要求硬盘转速达到 7 200～10 000 r/min，接口类型使用 SATA3 接口。硬盘如图 1-1-10 所示。现在多数计算机都安装固态硬盘来取代硬磁盘。**固态硬盘**

的存储材料是闪存（Flash Memory），接口形式有使用 SATA3 接口的固态硬盘和使用 M.2 接口两种。

图 1-1-7　键盘与鼠标

图 1-1-8　电源

图 1-1-9　机箱

M.2 又细分为 Socket2 和 Socket3 两种通道，前者支持 SATA Ⅲ、PCI-E 通道，理论读/写速度分别达到 700 MB/s、500 MB/s；而后者专为高性能存储设计，支持 PCI-E 3.0、PCI-E 4.0，理论接口速度高达 32 GB/s，超五倍于 SATA Ⅲ 通道。两种通道差别太大。

要注意的是，主板（支持 M.2 接口）是否支持 SATA Ⅲ、PCI-E 3.0、PCI-E 4.0 通道？有的主板仅支持 SATA Ⅲ，有的仅支持 PCI-E 4.0，还有的主板支持两种通道。100 系列和 200 系列的主板都支持 M.2 接口。400 系列以后的主板支持 PCI-E 4.0。

固态硬盘不存在机械磁头位移的机械操作，从存储速度上讲比普通机械硬磁盘快。硬盘如图 1-1-10 所示。

（8）光驱。光驱分为 CD 型、DVD 型，两类光驱又分别有只读光驱、读/写光驱（通常说的刻录机）之分。选择光驱取决于用户的需要。光驱如图 1-1-11 所示。

（9）声卡与音箱。音箱与主板的连接需要声卡支持。目前多数声卡都集成在主板上，用户无须另购声卡，除非有特别高质量需求才选择高品质的独立声卡。独立声卡如图 1-1-12 所示，音箱如图 1-1-13 所示。

图 1-1-10　硬盘

图 1-1-11　光驱

图 1-1-12　独立声卡

（10）打印机。打印机是输出纸质拷贝的设备。用户可根据需要选择激光打印机、喷墨打印机或针式打印机。打印机如图 1-1-14 所示。

（11）扫描仪。扫描仪是图像输入设备，如图 1-1-15 所示。

图 1-1-13　音箱

图 1-1-14　打印机

图 1-1-15　扫描仪

（12）调制解调器。调制解调器（Modem）是用于网络连接的设备，通过电话线等线路与网络连接。有普通的窄带 Modem、宽带 ADSL Modem 等，如图 1-1-16 所示。

（13）网卡。网卡也是用于网络连接的设备，通过双绞线、光纤等线路与网络连接。目前多使用板载网卡。独立网卡如图 1-1-17 所示。

图 1-1-16　调制解调器

图 1-1-17　独立网卡

实验 1-2　组装计算机

（1）组装前的准备工作。准备好安装场地，防止人体所带静电对电子器件造成损坏；阅读主板和有关部件的说明书。

（2）在一块足够大的橡皮板上平放主板，安装 CPU 和风扇，安装内存，安装显卡，连接键盘，连接显示器，最后接通主板电源。这时能看到显示器有文字显示，可以通过键盘对计算机进行 BIOS 设置，查看 CPU、内存等系统设备工作是否正常，这就是最小系统测试。

（3）待最小系统测试成功后，准备机箱，将电源、主板及其最小系统中的其他设备安装进机箱并固定。

（4）设置主板跳线，包括电源开关、机箱面板指示灯等。这需要根据主板说明书进行。

（5）安装硬盘、光驱等。

（6）连接线路、连接硬盘与主板数据线时，也要特别注意数据线的防插错设计，数据线是有开口对准位置的，插反方向容易损坏相应设备。

（7）安装连接其他外围设备。

（8）通电试机。

（9）BIOS 设置。

（10）硬盘分区和安装操作系统及其他应用程序。

在组装计算机过程中，如需要了解有关部件的性能技术指标，可参阅主教材第 1 章和本实践教程第 4 篇第 1 章的内容，或其他参考信息。

实验 2　操作系统实验

一、实验目的

本实验将通过上机练习，熟练掌握 Windows 操作系统的基本操作，如磁盘管理、文件管理、设备管理、任务管理、网络管理等，以及 UOS 的常用操作和计算机的日常维护。

二、实验要求

（1）掌握 Windows 的启动与安全退出，掌握窗口、菜单和任务栏的基本操作，掌握资源管理器和"此电脑"窗口的使用。掌握磁盘格式化操作，文件和文件夹的常用操作，如复制、移动、删除、查找等。掌握是否显示隐藏文件和文件扩展名的设置方法，掌握快捷方式的建立。

（2）掌握桌面显示属性的设置，掌握"开始"菜单属性的设置方法以及在"开始"菜单中添加和删除项目的方法，掌握鼠标、键盘的设置方法，掌握汉字的录入，掌握任务管理器的使用，掌握添加或删除程序的方法，掌握添加打印机的方法。

（3）熟悉 Windows 的文件系统知识并了解 Windows 支持的文件系统 FAT16、FAT32 和 NTFS，熟悉 Windows 的网络管理。熟悉 IP 地址的设置，开启 Windows 的防火墙功能，设置网络共享资源（文件夹、打印机等）。

（4）掌握 UOS 基本操作，包括启动器、文件压缩等。

三、实验内容与步骤

实验 2-1　Windows 的基本操作

1. Windows 的启动和关闭

1）通电启动（冷启动）

开机顺序为"先开外设，后开主机"。首先打开显示器电源，再打开主机电源，若计算机中安装了 Windows 操作系统，可自动启动。在启动过程中屏幕将显示一系列信息，如进行系统自检和初始化各种设备的信息、Windows 启动界面等，大约等待 1min，Windows 启动完毕，此时鼠标指针形状由沙漏状变为箭头状，Windows 的桌面显示出来，如图 1-2-1 所示。

图 1-2-1　Windows 桌面

2）按【Reset】键重新启动（热启动）

这一方法通常用于"死机"后。此方法与通电电启动相比多了一个扫描磁盘的过程，因此时间较长。启动完毕后，同样出现图 1-2-1 所示的桌面。

注意：

（1）多次非正常启动可导致 Windows 系统损坏，使系统性能下降。

（2）许多计算机不提供【Reset】键，此时重新启动计算机可使用下面的方法。若计算机出现"死机"，本机又没有【Reset】键供使用，只能按主机开关键 10 s，关闭计算机，然后，于 1 min 之后，待硬盘停稳后，再次按下主机开关，开机。

3）从"关闭计算机"的对话框中重新启动（热启动）或关闭计算机

（1）单击"开始"按钮，打开"开始"菜单。

（2）单击"电源"按钮，在弹出的菜单中，选择"重启"命令。该操作与正常启动相比不再进行系统自检。启动完毕后，同样出现图 1-2-1 所示的桌面。

（3）单击"关机"按钮，关闭计算机。如有未结束的程序，系统会弹出对话框，提示用户处理。当屏幕出现 Windows 关机画面时，操作系统正在进行一些必要的工作，此时不可切断电源。一般情况下这种软关机操作即可关闭计算机，无须再按开关。最后关闭显示器电源。

2．Windows 的窗口及任务栏的基本操作

1）打开窗口

（1）窗口包括多种类型，如应用程序窗口、文件夹窗口、文档窗口等。每个窗口通常都有一个图标与之对应。

（2）双击图标即可打开相应的窗口。文档窗口还可以通过对话框打开。

双击"此电脑"图标，打开"此电脑"窗口，如图 1-2-2 所示。

2）调整窗口大小

将鼠标指针指向窗口的边框或直角处便会出现垂直、水平或正斜方向的双向箭头，再拖动鼠标调整。

3）移动窗口的位置

用鼠标拖动窗口的标题栏。

4）窗口的最大化、最小化、还原和关闭

方法一：窗口的右上角为控制按钮，如图 1-2-2 所示。"—"表示最小化按钮；"□"表示最大化按钮；"×"表示关闭按钮；两个"□"重叠表示还原按钮。单击最小化按钮，窗口变为一个任务栏上的按钮，单击它可还原。单击最大化按钮，窗口变为一个满屏的窗口，最大化按钮变为还原按钮，单击它可还原。单击关闭按钮，窗口关闭。控制菜单也有相应选项。

方法二：打开控制菜单，并选择相应选项。

图 1-2-2　"此电脑"窗口

5）窗口的滚屏操作、显示方式和多窗口操作

（1）窗口的滚屏操作。当窗口的显示区不足以显示所有内容时，窗口右侧或底侧会出现"滚动条"。如

图1-2-2所示。右侧的"滚动条"称为"垂直滚动条",有上移按钮、下移按钮和滚动块;底侧的"滚动条"称为"水平滚动条",有左移按钮、右移按钮和滚动块。

(2)单击滚动条中的"上移""下移""左移""右移"按钮,单击滚动一行或(一列),按左键不释放,则连续滚动;单击滚动条中的"上""下""左""右"空白处,滚动一屏,按左键不释放,则连续滚屏;用鼠标拖动滚动条中的"滚动块"到指定位置,可以多页滚屏。

6)窗口显示方式

(1)窗口的显示方式有八种:超大图标、大图标、中等图标、小图标、列表、详细信息、平铺、内容。可根据需要任选一种。

(2)右击窗口空白处,弹出快捷菜单,选择"查看"命令,再从级联菜单中选取所需的命令。

(3)打开菜单栏中的"查看"下拉菜单,再从菜单中选取所需的选项。

其中"详细信息"可以使窗口内容按名称、修改日期、类型、大小四种方式排序。

7)窗口的排列方式

(1)窗口的排列方式有四种:名称、大小、类型和日期,可根据需要任选一种。

(2)右击窗口空白处,弹出快捷菜单,选择"排列方式"命令,再从级联菜单中选取所需的排列方式。

(3)打开菜单栏中的"查看"菜单,选择"排列方式"命令,再从菜单中选取所需的排列方式。

8)多窗口的操作

多窗口的操作包括多窗口的排列和窗口之间的切换。多窗口的排列有层叠窗口、堆叠显示窗口、并排显示窗口三种方式。右击任务栏的空白处,弹出快捷菜单,再从级联菜单中选取所需的排列方式,可排列多个窗口;单击任务栏上的按钮可以切换窗口。

9)任务栏操作

(1)调整任务栏的大小。将鼠标指针指向任务栏边缘,待出现双向箭头,向上拖动,任务栏的高度变大,向下拖动,任务栏的高度变小。

(2)移动任务栏的位置。用鼠标拖动任务栏置于桌面的上下左右四个边上。

(3)改变任务栏属性。右击任务栏空白处,弹出快捷菜单,选择"任务栏设置"命令,弹出"任务栏"窗口,通过设置相关状态和选项可改变任务栏属性。

3. "此电脑"和"文件资源管理器"的启动和使用

1)磁盘的属性

打开"此电脑"或"文件资源管理器",如图1-2-2所示,在某个盘的图标上右击,在弹出的快捷菜单中选择"属性"命令,弹出图1-2-3所示对话框,进行浏览或设置。

2)磁盘的格式化

常用于非系统盘如U盘或资料盘,光盘除外。

打开"此电脑"窗口,在某个盘的图标上右击,在弹出的快捷菜单中选择"格式化"命令,弹出图1-2-4所示对话框,选择相关属性,单击"开始"按钮即可。

3)使用"此电脑"和"文件资源管理器"完成文件和文件夹操作

(1)选择操作对象。如果要选定一个文件或文件夹,则单击要选定的文件或文件夹即可。

如果要选定连续的两项或更多项文件或文件夹,可按如下步骤操作:

① 单击要选定的第一个文件或文件夹。

② 按住【Shift】键,单击选定最后一个文件或文件夹。这样,就可以选定

图1-2-3 磁盘属性

连续的文件或文件夹。

如果要选定不连续的两项或更多项文件或文件夹的操作步骤如下：

① 单击要选定的第一个文件或文件夹。

② 按住【Ctrl】键，然后单击各个要选定的文件或文件夹，即可对不连续的文件或文件夹进行选择。

如果要撤销已选定的文件或文件夹，则按住【Ctrl】键，再单击已选定的文件或文件夹即可。

（2）复制和移动文件与文件夹。使用"此电脑"或"文件资源管理器"可以复制文件与文件夹。复制操作可以在同一磁盘驱动器和不同的驱动器之间进行。

方法一：使用剪贴板。

在"此电脑"或"文件资源管理器"右窗格的文件、文件夹列表中，选定一个或一组文件夹或文件，右击并在弹出的快捷菜单中选择"复制"命令，或选择"主页"菜单下的"剪贴板"→"复制"命令，这时，选择的文件或文件夹的内容便复制到剪贴板中，屏幕上看不出什么变化。再打开目的文件夹，右击空白处并在弹出的快捷菜单中选择"粘贴"命令或选择"主页"菜单下的"剪贴板"→"粘贴"命令，即可完成文件与文件夹的复制工作。

图1-2-4　磁盘格式化

将以上所述中的"复制"操作改为"剪切"操作，可以完成移动操作。

方法二：使用拖动的方式。

文件与文件夹的复制也可以通过鼠标拖动来实现，达到快速复制文件的目的。选择好想要复制的文件后，按住【Ctrl】键不放，然后使用鼠标拖动想要复制的文件或文件夹图标到另一目的文件夹图标，释放鼠标按钮即可完成复制操作。

源文件与目标文件在同一磁盘上，直接拖动实现文件移动；若使用【Ctrl+拖动】的方式，则实现文件复制。源文件与目标文件不在同一磁盘上，直接拖动实现文件复制；若使用【Shift+拖动】的方式，则实现文件移动。

说明：鼠标指针若有"+"则表示复制；否则，表示移动。多个对象时可先选中所有，然后拖动其中一个即可。复制文件夹的同时文件夹中的子文件夹也被同时复制。

（3）删除文件与文件夹和回收站。使用"此电脑"或"文件资源管理器"可以删除一个或一组文件，也可以删除一个或多个文件夹。当删除文件夹时，同时也删除了该文件夹下的所有子文件夹和文件。操作步骤如下：

① 选定想要删除的文件夹、文件。

② 打开"主页"菜单，从"组织"中选择"删除"命令，或右击文件夹、文件，在弹出的快捷菜单中选择"删除"命令。此时弹出对话框，提示用户确认是否执行删除操作。

③ 单击对话框中的"是"按钮，就可将指定的文件夹或文件删除并移入回收站。删除之后，可使用【Ctrl+E】组合键来恢复删除的文件夹和文件。若要彻底删除选定的文件夹与文件，则需要在"回收站"中清除这些内容，或选择"删除"命令时，按住【Shift】键。

④ "回收站"操作。打开"回收站"窗口，其中列出了自从上次清空以后所有删除的文件、文件夹及其他对象。

还原对象：选中要恢复的文件和文件夹，选择"管理回收站工具"→"还原选定的项目"命令，即可恢复选定的文件、文件夹，并放回到原来的位置。

删除对象：选定想要永久删除的文件与文件夹，选择"主页"→"组织"→"删除"命令，在弹出的对话框中单击"是"按钮，即可把选定的文件与文件夹从磁盘上彻底删除。

删除"回收站"中的所有对象：只需在"管理 | 回收站工具"菜单中选择"清空回收站"命令，并在出现的确认对话框中单击"是"按钮即可。

（4）重命名文件与文件夹。

方法一：选定需要重命名的文件或文件夹，在"主页"菜单中选择"组织"→"重命名"命令，此时，选中的文件或文件夹的名字会由一个矩形框框起来，并有闪烁光标，在此框中可以输入新的名字或修改原有的名字，确定后按【Enter】键，即可完成重命名操作。

方法二：选中需要改名的文件或文件夹，单击该文件或文件夹的名字，也会出现矩形框，从中输入或修改名字后按【Enter】键即可。

（5）查找文件与文件夹。Windows 提供的搜索功能，既可以通过"开始"菜单的"搜索"栏，也可以通过"此电脑"窗口的"搜索"栏操作。Windows 提供了多种搜索方式：计算机、库、自定义、Internet和文件内容等，如图 1-2-5 所示。

在"搜索"栏中可以输入要查找的文件或文件夹的"全部或部分文件名"，可以使用通配符 *、？。

图 1-2-5 搜索文件

如果在特定库或文件夹中无法找到要查找的内容，则可以扩展搜索，以便包括其他位置。在图 1-2-6 所示工具栏选择"在以下内容中再次搜索"下拉菜单，执行下列操作之一：

图 1-2-6 搜索工具栏

① 单击"库"超链接在每个库中进行搜索。

② 单击"Internet"超链接，以使用默认 Web 浏览器及默认搜索提供程序进行联机搜索。

例如，在 C:\Windows 文件夹下搜索文件扩展名为 .txt 的所有文件。

打开"此电脑"窗口，选择"此电脑"→C:→Windows 文件夹，再在"搜索"栏中输入"*.txt"，按【Enter】键，结果如图 1-2-7 所示。

搜索功能的更多选项：

① 文件搜索的范围，包含下属子文件夹的范围。在"此电脑"窗口中，选择"查看"→"选项"命令，在弹出的"文件夹选项"对话框中选择"搜索"选项卡，如图 1-2-8 所示，进行设置。

图 1-2-7　文件搜索结果

② 文件大小及修改日期的选择。在"搜索"栏中输入搜索内容，待搜索完成，在图 1-2-9 所示"搜索工具 | 搜索"菜单中可以设置，弹出"大小"及"修改日期"等选项。选择"大小"，弹出图 1-2-10 所示的选项供选择；选择"修改日期"，则弹出图 1-2-11 所示的选项供选择。

图 1-2-8　文件夹选项的搜索设置　　图 1-2-9　选择搜索类别　　图 1-2-10　选择搜索文件大小

4. 建立快捷方式到桌面

方法一：在桌面空白处右击，在弹出的快捷菜单中选择"新建"→"快捷方式"命令，在弹出的"创建快捷方式"对话框中，单击"浏览"按钮，在弹出的"浏览文件夹"对话框中选择目标对象，单击"确定"按钮返回"创建快捷方式"对话框，单击"下一步"按钮，输入要创建快捷方式的名称，单击"完成"按钮，完成操作，如图 1-2-12 和图 1-2-13 所示。

方法二：找到并选择要创建快捷方式的对象右击，选择弹出快捷菜单中的"创建快捷方式"命令，移动它到桌面。

图 1-2-11　选择搜索文件的修改日期　　图 1-2-12　建立快捷方式　　图 1-2-13　定位快捷方式的目标

方法三：找到并选择要创建快捷方式的对象右击，在弹出的快捷菜单中选择"复制"命令，在桌面上右击，在弹出的快捷菜单中选择"粘贴快捷方式"命令。

5. 网络设置

1）设置 IP 地址

在"开始"菜单中单击"设置"按钮，打开"控制面板"窗口，单击"网络和 Internet"下的"网络和共享中心"超链接，打开"网络和共享中心"窗口，如图 1-2-14 所示。

单击"连接："后的网络超链接，在弹出的对话框中单击"属性"按钮，打开"WLAN 属性"对话框，如图 1-2-15 所示。

图 1-2-14　"网络和共享中心"窗口　　图 1-2-15　"WLAN 属性"对话框

在"此连接使用下列项目"列表框中选择"Internet 协议版本 4（TCP/IPv4）"选项，单击"属性"按钮，弹出"Internet 协议版本 4（TCP/IPv4）"属性对话框，如图 1-2-16 所示。

在"Internet 协议版本 4（TCP/IPv4）属性"对话框中正确填入 IP 地址和 DNS 之后，单击"确定"按钮，完成设置。

2）网络标识

（1）在"控制面板"窗口中选择"查看方式"为"类别"，单击"系统和安全"超链接，打开"系统和安全"窗口；在"系统"中单击"查看该计算机的名称"超链接，打开"系统"窗口，单击右侧"重命名这台电脑"超链接，进入"系统属性"对话框，如图 1-2-17 所示。

（2）单击"计算机名"→"更改"按钮，弹出"计算机名/域更改"对话框，如图1-2-18所示。

① 计算机名：用于在"网络"中显示和识别用户的计算机。

② 工作组：按计算机所在的位置、部门、项目或资源类型进行分组，相同类型的计算机划到一个组中，并赋予一个工作组名称。

（3）在相应的文本框中输入计算机名、工作组名，单击"确定"按钮，完成对计算机的标识。

图 1-2-16　"Internet 协议版本 4（TCP/IPv4）　图 1-2-17　"系统属性"　　图 1-2-18　"计算机名/域更改"
　　　　　属性"对话框　　　　　　　　　　　　　　对话框　　　　　　　　　　　　对话框

3）防火墙的启用

（1）在"控制面板"窗口中打开"系统和安全"窗口。

（2）单击"Windows 防火墙"超链接，打开"Windows 防火墙"窗口，如图 1-2-19 所示。

图 1-2-19　"Windows 防火墙"窗口

（3）在"专用网络位置"或"来宾或公用网络"中选择启用 Windows 防火墙。

（4）单击"确定"按钮，完成防火墙启用。

实验 2-2　Windows 的高级操作

1. 输入法的使用

启动输入法分为：任务栏启动和热键启动。

（1）鼠标启动：单击指示区中的输入法图标，弹出输入法菜单，选择一种输入法。

（2）热键启动：按【Ctrl+Space】组合键，它是系统中英文切换键，也就是中文输入法的"启动/关闭"热键，能调出系统默认的输入法。按【Ctrl+Shift】组合键可以在各种输入法之间切换，如图1-2-20所示。

图1-2-20 输入法界面

2. 任务栏、声音和日期时间设置

（1）在任务栏空白处右击，选择弹出快捷菜单中的"任务栏设置"命令，弹出图1-2-21所示对话框，分别更改其选项，观察效果。

（2）在任务栏右侧的指示区，单击喇叭图形，弹出音量对话框，如图1-2-22所示，拖动滑块，设置音量，观察效果。

（3）在任务栏右侧的指示区单击时钟，显示日期、时间、日程信息。若右击时钟，弹出快捷菜单选择"调整日期和时间"选项，弹出日期和时间窗口，如图1-2-23所示，在这里不能修改日期和时间设置。若要修改，可先关闭"自动设置时间"，再更改日期和时间。

图1-2-21 任务栏属性　　图1-2-22 音量设置　　图1-2-23 日期和时间设置

3. "开始"菜单属性的设置方法及在"开始"菜单中添加和删除项目

（1）在"任务栏"按钮上右击，弹出快捷菜单，选择"任务栏设置"命令，单击"开始"，如图1-2-24所示，可进行"开始"菜单的设置。

（2）单击"选择哪些文件夹显示在'开始'菜单上"，打开界面如图1-2-25所示，可将常用的文件夹放在"开始"菜单。

图1-2-24 "开始"菜单的设置　　　　　　图1-2-25 "开始"菜单添加项目

4. 显示/隐藏文件和文件的扩展名

（1）在文件夹窗口中的某个文件上右击，在弹出的快捷菜单中选择"属性"命令，弹出文件属性对话框，如图1-2-26（a）所示，可显示和设置文件的一些属性，如"隐藏"属性。

（2）在文件夹窗口中选择"查看"→"选项"命令，弹出"文件夹选项"对话框，如图1-2-26（b）所示，选择"查看"选项卡，拖动右下方滚动条，选中"显示隐藏的文件、文件夹或驱动器"单选按钮，则将显示隐藏属性的文件和文件夹。取消选中"隐藏已知文件类型的扩展名"复选框，则会显示某些隐藏的文件扩展名。选择这些设置，观察效果。

（a）文件属性对话框

（b）"查看"选项卡

图 1-2-26　文件属性设置

5. 显示个性化设置

在桌面的空白处右击，在弹出的快捷菜单中选择"个性化"命令，打开"个性化"窗口，如图1-2-27所示，可设置如"背景""颜色""主题"等属性。选择不同的设置，观察效果。

6. 卸载程序的方法

打开"设置"窗口，单击"应用和功能"超链接，打开"应用和功能"窗口，如图1-2-28所示，可以卸载不再需要的程序。

图 1-2-27　个性化设置窗口

图 1-2-28　"应用和功能"窗口

7. 任务管理器的使用

按【Ctrl+Alt+Delete】组合键，选择"任务管理器"命令，即可打开图 1-2-29 所示的"任务管理器"窗口，在此处可强行中止某些程序。在老师的指导下，可以中止某个程序，观察效果（注意：本操作主要用于强行关闭某些出现故障无法正常关闭的程序，或查找某些隐藏的进程，如病毒）。

图 1-2-29 "任务管理器"窗口

8. 鼠标、键盘的设置方法

（1）调整鼠标，可在"设置"中单击"鼠标"超链接，在打开的窗口中可以进行调整鼠标的具体操作。试设置某个参数，观察效果，如图 1-2-30 所示。

（2）调整键盘，可在"设置"中选择"时间和语言"→"语言"下的"中文"超链接，再单击"选项"按钮打开新窗口，可对输入法进行设置。试设置某个输入法的选项，观察效果，如图 1-2-31 所示。

图 1-2-30 鼠标设置窗口

图 1-2-31 键盘设置窗口

实验 2-3　UOS 常用操作（在 UOS 操作系统下操作）

1. 认识启动器

启动器管理着系统中已安装的所有应用。在启动器中使用分类导航或搜索功能可以快速找到需要的应用程序。启动器有小窗口、全屏两种模式，单击启动器界面右上角的图标可以切换模式，如图 1-2-32 和图 1-2-33 所示。

图 1-2-32　启动器小窗口模式

图 1-2-33　启动器全屏模式

2. 任务栏

任务栏是指位于桌面底部的长条，主要由启动器、应用程序图标、托盘区、系统插件等组成，如图 1-2-34 所示。在任务栏可以右击其上的应用程序，再弹出的快捷菜单中进行打开、新建、关闭、退出等操作，还可以设置音量，连接 Wi-Fi，进入关机页面等。

图 1-2-34　任务栏

（1）在任务栏上右击弹出快捷菜单，可选择上、下、左右位置，如：将任务栏移至桌面右部，可在任务栏上右击，在弹出的快捷菜单中选择"位置右"即可。任务栏在桌面中占据了一定的空间位置，用户可以根据需要让任务栏自动隐藏，在需要的时候才显示出来，节省桌面空间，具体操作为：在任务栏右击弹出快捷菜单，选择"状态"→"一直隐藏或智能隐藏"即可。

（2）用户可以将应用固定到任务栏上，方便快速启动它。下面以"画板"程序固定到任务栏为例，进行介绍，具体操作有：打开启动器，找到画板。右击弹出快捷菜单，选择"画板"，选择发送到任务栏。右击弹出快捷菜单，选择"画板"，选择移除驻留，将程序从任务栏移除。

3. 多任务管理

多任务管理综合了虚拟桌面管理和任务管理，用户可单击任务栏上的多任务按钮打开多任务操作窗口，如图 1-2-35 所示。

图 1-2-35　多任务操作窗口

多任务操作可建立虚桌面，在用户同时打开多个窗口，可安排这些窗口到不同的"虚拟桌面"上，以帮助用户更有条理地完成工作。用户可拖动下面的程序窗口到不同的桌面，单击右上角的"+"可添加桌面。

4. 文件管理器

文件管理器是一款功能强大、简单易用的文件管理工具。它使用经典功能和布局，并简化了用户操作，增加了很多特色功能。可以通过桌面上的"计算机"图标打开文件管理器，如图1-2-36所示。

图1-2-36　文件管理器

（1）快速浏览系统文件。在文件管理器窗口中可以使用左侧的导航窗格浏览系统中的所有文件，还可以使用地址栏快速更改位置。单击"最近使用"，可以快速打开用户最常用的文件夹和最近使用的文件。若要返回最近打开的位置，可以单击地址栏左侧的返回箭头。在文件管理器中，若要返回上一级目录可以单击地址栏上一级文件夹名称。

（2）搜索文件。若是不确定某个或多个文件的存放位置，可以利用搜索功能快速找到它。要搜索文件首先要打开文件所在的磁盘或文件夹，然后在地址栏单击"搜索"按钮，输入文件或者文件夹名称进行搜索，同时支持模糊搜索。单击"筛选"按钮可对搜到的文件进行筛选。

（3）新建文件和文件夹。在文件管理器空白位置，右击弹出快捷菜单，选择"新建文件夹"选项，即可创建一个文件夹。

（4）移动和复制文件。移动文件就是将文件从当前位置移至其他位置；复制文件就是将文件从当前位置复制一份到其他位置，当前位置的文件不会被删除。移动文件和复制文件的操作方法类似，下面以移动文件为例进行介绍。

① 通过右键快捷菜单移动文件：选择需要移动的文件，右击弹出快捷菜单，选择"剪切"选项，然后在目标文件夹的空白处右击，弹出快捷菜单，选择"粘贴"选项，完成文件的移动操作。

② 通过快捷键移动文件：选择文件后按【Ctrl+X】组合键即可剪切文件，按【Ctrl+C】组合键即可复制文件，在目标文件夹按【Ctrl+V】组合键即可粘贴文件。

③ 通过鼠标拖动移动文件：如果需要移动的文件和目标文件夹在同一个目录下，要移动文件，只需要再选中文件上按下鼠标左键不放，拖动鼠标，移动到目标文件夹上即可。

④ 文件冲突处理，当向目标位置移动或者复制文件时，如果目标位置存在相同名称的文件，会跳出替换、跳过、共存的操作选择对话框，根据实际需要进行选择即可。

（5）压缩和解压缩文件。UOS 提供了压缩文件的功能，用户可以在不安装专门的压缩软件的情况下，对文件或文件夹进行压缩和解压缩操作。

① 压缩文件或文件夹：选择需要压缩的文件或文件夹，右击弹出快捷菜单，选择"压缩"选项，在弹出的窗口中输入压缩后的文件名和保存地址即可，如图 1-2-37 所示。

② 解压文件：选中压缩包文件，右击弹出快捷菜单，选择"压缩"选项即可，也可双击打开压缩文件，如图 1-2-38 所示。

图 1-2-37　文件压缩

图 1-2-38　文件解压缩

四、实验操作题

（1）启动资源管理器，在 D 盘上建立多级文件夹，先在 D 盘上建立"大班"，如临床 2022 级 2 大班（2022-2），在"大班"文件夹内分别建立如"1 小班"～"6 小班"子文件夹，在自己所属小班文件夹内用自己的姓名建立一个文件夹，如"张三"，在此文件夹内再分别建立 TXT、2K、a-p 文件夹，分别复制 C:\windows 下 *.txt 文件到 TXT，复制 2 KB 大小的文件到 2K 文件夹，复制字母 a 和 p 开头的文件到 a-p 文件夹。给以自己名字命名的文件夹在桌面建立快捷方式。然后再彻底删除 2K 文件夹。

（2）查找 C:\windows 下的 CALC.exe、NOTEPAD.exe、MSPAINT.exe，文件分别在以自己名字命名的文件夹内建立它们的快捷方式并改名为："计算器""记事本""画图"。查找 C 盘中的 winword.exe 文件，复制到以自己名字命名的文件夹内，并改名为"字处理软件 .exe"。

（3）在设置包含子文件夹和不包含子文件夹条件下，查找 C:\windows 下的 .txt 文件，观看找到的文件数量区别。观察用鼠标右键拖动某文件到桌面时，计算机弹出的菜单中共列出了哪几项操作。

（4）在以自己名字命名的文件夹内，建立一个名为"软键盘输入"的文本文档（右击空白处，在弹出的快捷菜单中选择"新建"→"文本文档"命令，给新建的文档起名为"软键盘输入"。双击打开该文档，即可使用），在该文档用软键盘输入"…ˇ々『』㈠㈡㈢ⅡⅢⅣ①②③④ ± + - × ÷ ∮ ∝ £ $ % ℃ ¤ ¢ ■ △ ▲ ★ ☆ ○ ● ◎ ◇ ◆ □"等字符。

（5）在"开始"菜单下的"所有程序"中添加一个项目组，名称为"XXX 的常用"，添加画图、记事本、我的文档、D 盘的快捷方式。

（6）使用"画图"程序自由制作一幅图，命名为"XXX 的画"，并将其设置为墙纸。新建一幅图像，用截屏命令将屏幕图像粘贴到画图中，分别保存为"墙纸 .jpg"和"墙纸 .bmp"，观察两者有何不同。

（7）将"软键盘输入 .txt"文件设置为隐藏属性，并通过设置显示隐藏文件和显示扩展名，使之显示出完整的文件名。

（8）在 C 盘中查找扩展名是 .avi 和 .mp3 的文件，并用 Windows Media Player 播放。

实验 3　WPS 文字实训

实验 3-1　WPS 文字文档的创建与编排

一、实验目的

（1）掌握 WPS 文字的启动和退出方法。
（2）熟悉 WPS 文字界面。
（3）掌握 WPS 文字文档的创建及保存方法。
（4）熟练用输入法输入文档内容，学会插入日期和时间、特殊符号等操作。
（5）练习文件内容的选定、复制及剪切操作。
（6）掌握设置文档密码的方法。
（7）熟练设置文档的字体属性。
（8）熟练设置段落格式。

二、实验要求

（1）创建空白文档并保存，将其命名为"2022 级临床医学专业 1 班团日活动通知 .wps"。
（2）根据图 1-3-1 所示输入文件内容。
（3）设置第 1 段"关于……通知"字体为"华文琥珀"，字号为"三号"，粗体，居中。
（4）设置第 2 段"为加强爱国主义教育……通知如下："首行缩进 2 个字符，段前间距 2 行，段后间距 1 行。
（5）如图 1-3-1 所示，在活动主题、时间、地点、参加人员和行程安排前加入编号。
（6）如图 1-3-1 所示，在"5. 行程安排"中各段落前添加项目符号并增加缩进量。
（7）在最后一段"2022 级临床医学专业 1 班团支部"的下一段插入日期时间"2022 年 10 月 13 日"，并将这两段移到所在行右侧合适位置。
（8）如图 1-3-1 所示，在上一步插入的日期后另起一段，输入符号"✉"（包含在 Windings 字体中），然后输入班级电子邮件地址 tuanrihuodong@126.com。
（9）设置正文（从"为加强爱国主义教育"至"2022 年 10 月 13 日"）字体为"宋体"，字号为"四号"，1.5 倍行距。
（10）为文档设置密码，打开权限密码为 123，编辑权限密码为 456。

三、实验内容与步骤

（1）创建空白文件，按指定文件名保存。
（2）根据图 1-3-1 所示输入通知内容。
（3）选中第 1 段，应用"开始"选项卡功能区中的相关按钮按要求设置字符格式。
（4）选中第 2 段，应用"开始"选项卡功能区中的相关按钮按要求设置段落格式。
（5）选中题目指定内容，应用"开始"选项卡功能区中的相关按钮中的编号按钮设置编号。
（6）选中题目指定内容，应用"开始"选项卡功能区中的相关按钮中的项目符号按钮设置项目符号。
（7）在题目指定位置，单击"插入"选项卡→"日期"按钮插入日期。

（8）在题目指定位置，单击"插入"选项卡→"符号"。

（9）按照题目要求设置正文格式。

（10）单击"文件"菜单→"选项"→"安全性"对话框中为文件设置密码。

（11）文件编辑结果如图 1-3-1 所示。

四、实验思考题

（1）如何将行程安排前的项目符号替换成自定义图片？

（2）如何将电子邮件地址设置成超链接？

图 1-3-1 团日活动通知样张

实验 3-2 图文混排

一、实验目的

（1）掌握在 WPS 文字文件中插入各种图片文件的方法。

（2）熟练设置艺术字格式。

（3）熟练应用文本框。

（4）练习在文件中应用文字图形效果。

（5）掌握绘制自选图形的方法。

二、实验要求

（1）创建空白文件并保存，文件名为"会议邀请函.wps"。

（2）进行页面设置：纸张大小为"16K"，纸张方向为"横向"，页面背景为图片"背景.jpg"。

（3）如图 1-3-2 所示，插入图片"机器人.jpg"，环绕方式为"浮于文字上方"，取消"锁定纵横比"，调整其大小，自行设置图片显示效果，并将其放置在页面左上角。

（4）如图 1-3-2 所示，插入文本框，输入会议邀请函内容，设置内容标题字体为"宋体"、字号为"二号""加粗"；其他正文字体为"宋体"、字号为"三号"。文本框填充颜色为无，取消文本框边框线，大小位置自行调整。

（5）如图 1-3-2 所示，插入艺术字，内容为"愿景"，字体为"隶书"，字号为"小初"，自行设置字体颜色、艺术字样式和效果。

图 1-3-2 会议邀请函

（6）插入一个"上凸带形"形状，在其中添加文本"创新引领未来，技术改变世界。随着教育信息化 2.0 时代的到来，技术正有效融入学与教的过程，融入常态化教学实践中。技术教育应用的"创新"和"融合"越来越用于解决教育改革和发展中的难题。"文本字体为"隶书"，四号字，自行设置文本颜色及图形的填充颜色、轮廓颜色、轮廓粗细、形状效果、大小和方向，将其放置到文件的下方。

（7）将艺术字"愿景"两个字设置成带圈字符，如图 1-3-2 所示。

三、实验内容与步骤

（1）创建一个空白文件，并按指定文件名保存。

（2）选择"页面布局"选项卡，在功能区通过"纸张大小"按钮设置"16开"，通过"纸张方向"设置"横向"；通过"背景"按钮下拉列表中的"图片背景"选项打开"填充效果"对话框的"图片"选项卡，单击"选择图片"按钮，在打开"选择图片"对话框中找到"背景.jpg"文件并打开，单击"确定"按钮完成操作。

（3）单击"插入"选项卡"图片"按钮旁侧下拉箭头插入"机器人.jpg"图片。右击图片弹出快捷菜单，选择"其他布局"选项，在弹出的对话框中的"文字环绕"选项卡中设置环绕方式为"浮于文字上方"，在"大小"选项卡中设置取消"锁定纵横比"。

（4）单击"插入"选项卡，在"文本框"下拉列表中选择"横排文本框"。单击文本框，在浮动工具栏上选择"形状填充"设置"无填充颜色"；选择"形状轮廓"设置"无线条"。

（5）单击"插入"选项卡，选择"艺术字"下拉列表"预设项目"第1行第3列样式，输入"愿景"。选中艺术字，设置艺术字字体、样式、效果等。

（6）单击选择"插入"选项卡→"形状"下拉列表→"星与旗帜"组中的"上凸带形"，在页面空白处拖动鼠标画出形状。右击该图形弹出快捷菜单，选择"添加文字"，输入文本内容。选中图形，通过选项卡功能区、快捷菜单等途径设置字体、填充色、边框等。

（7）选中艺术字每个字，单击"开始"选项卡→"带圈字符"按钮，弹出"带圈字符"对话框，单击"增大圈号"按钮，单击"确定"按钮设置带圈字符。

（8）文件编辑结果如图1-3-2所示。

四、实验思考题

（1）练习多个自选图形的组合、排列和对齐。

（2）插入一个自选图形，尝试对图形进行顶点调整和旋转变化，观察形状纵横比例变化带来的效果和旋转变化带来的空间姿态变化。

（3）如果对插入文档中的多个对象进行组合形成一个整体，可以用两种方法：一种是在插入这些对象前先插入画布，然后依次插入对象到画布中，通过画布将这些对象管理起来形成一个整体；另一种是不用画布，将插入文件中的多个对象同时选中后，通过"组合"命令形成一个整体。请分别用这两种方法练习多个对象的组合。

（4）应用图片、图形、文本框、艺术字等对象设计自己喜欢的个性化邀请函、通知、请柬等。

实验3-3　表格处理

一、实验目的

（1）掌握在WPS文字中创建表格的方法。

（2）掌握表格、行、列、单元格的选择、插入、删除、合并与拆分。

（3）掌握表格样式的设置方法。

二、实验要求

（1）创建WPS文字文件，将其命名为"个人求职简历.wps"。

（2）表格标题为"个人求职简历"，字体为"宋体"，字号为"二号"，粗体，居中。

（3）如图1-3-3所示，依次建立"1.个人资料""2.实习经历"……"5.自我评价"五个表格。

（4）合并生成一个表格，如图1-3-4所示。

（5）对表格进一步修饰和设置。

三、实验内容与步骤

（1）创建空白文件，按指定文件名保存。

（2）根据表格特征，将整个表格看作由多个表格合并构成，先分别建立各个表格，然后合并各个表格形成整个表格。

（3）应用"插入"选项卡"表格"下拉列表直接插入不同行列构成的每个表格。按图1-3-3所示，对表格中的单元格进行合并。直到图中各个表格创建完成。

（4）插入表格后，先设置表格的对齐方式（如每个单元格都是水平居中垂直居中），然后进行内容输入和单元格合并。

（5）将表格的标题边框线设置为上左右为无边框线。

（6）设置所有字体为加粗。

（7）将各个表格合并成一个表格：直接删除表格间空行，使前后两个表格合并成一个表格。重复操作完成所有表格合并成一个表格，如图1-3-4所示。

（8）可以进一步对表格进行设置，如单元格底纹、插入图片等。

图1-3-3　分段建立个人求职简历表格

图1-3-4　合并表格后的个人求职简历表格

四、实验思考题

（1）将表格中的内容复制粘贴到WPS文字文档中。

（2）实现表格和文本的相互转换。

（3）用公式计算表格中的数据。

实验 3-4　WPS 文字高级排版

一、实验目的

（1）掌握样式的创建、修改、设置和应用方法。
（2）掌握自动项目符号和编号的设置和取消操作。
（3）熟练掌握字符及段落的格式化方法。
（4）掌握页面设置的方法，如分节、页码、页眉页脚等。
（5）掌握在文件中添加脚注、表题注、图题注的方法。
（6）掌握自动生成目录的方法。

二、实验要求

对提供的素材文件"人力资源管理系统.wps"文件，进行如下高级排版操作：

1. 正文排版

通过自定义多级列表，建立多级列表的自定义格式，并对应链接到"标题1""标题2""标题3"样式上，通过这些标题样式对应应用到文档的章标题、节标题、小节标题上。具体要求如下：

（1）章标题使用样式"标题1"，居中显示，编号格式为"第X章"，其中X为自动排序。

（2）节名标题使用样式"标题2"，左对齐，编号格式为多级符号"X.Y"，X为章数字序号，Y为节数字序号，如1.1。

（3）小节标题使用样式"标题3"，左对齐，编号格式为多级符号"X.Y.Z"，X为章数字序号，Y为节数字序号，Z为小节数字序号如3.1.2。

（4）新建样式，样式名为"样式"+"1234"。

字体：中文字体为"楷体"，西文字体为"Times New Roman"，字号为"小四"。

段落：首行缩进2个字符，段前0.5行，段后0.5行，行距1.5倍。

其余格式：默认设置。

并将样式应用到正文中无编号的文字。注意不包括章名、小节名、表文字、表和图的题注。

（5）设置自动项目符号和编号。

① 对有"◆"标记的段落设置自动项目符号。

② 对有"1.""2."…标记的段落设置自动编号。

（6）为正文文字（不包括标题）中首次出现"人力资源管理系统"的地方插入脚注，添加文字"Human Resource Management System，简称HRMS"。

（7）对正文中的表添加题注"表"，位于表上方，居中，要求：编号为"章序号"-"表在章中的序号"（如第1章中的第1张表的题注编号为1-1）；表的说明使用表上一行的文字，格式同表标号；表居中。

（8）对正文中出现"如下表所示"的"下表"，使用交叉引用，改为"如表X-Y所示"，其中"X-Y"为表题注的编号。

（9）对正文中的图添加题注"图"，位于图下方，居中。要求：编号为"章序号"-"图在章中的序号"（如第1章中第2幅图的题注编号为1-2）；图的说明使用图下一行的文字，格式同图标号；图居中。

（10）对正文中出现"如图所示"的"下图"，使用交叉引用，改为"如图X-Y所示"，其中"X-Y"为图题注的编号。

2. 分节处理

对正文进行分节处理，每章为单独一节，且新节从下一页开始。

3. 生成目录

在正文前依次插入3个节，使用"引用"选项卡中的"目录""插入表目录"等功能，生成如下内容和要求的各节：

（1）第1节：目录。

① "目录"标题：使用"标题1"样式，居中显示。

② "目录"项：按默认状态生成。

（2）第2节：表目录。

① "表目录"标题：使用"标题1"样式，居中显示。

② "表目录"项：按默认状态生成。

（3）第3节：图目录。

① "图目录"标题：使用样式"标题1"，居中显示。

② "图目录"项：按默认状态生成。

4. 添加页脚

根据文档不同内容，在页脚处插入不同格式的页码，具体要求如下：

① 正文前的节，页码采用"i，ii，iii，…"格式，页码连续，居中对齐。

② 正文中的节，页码采用"1，2，3，…"格式，页码连续，居中对齐。

③ 更新目录、表目录和图目录。

5. 添加页眉

给整个文档在页眉处添加"域"，通过域显示下列不同要求的内容，并居中显示这些内容。

① 对于奇数页，页眉中的文字为"章序号"+"章名"。

② 对于偶数页，页眉中的文字为"节序号"+"节名"。

三、实验内容与步骤

首先打开"人力资源管理系统.docx"文件，然后进行下列操作。

1. 正文排版

（1）设置章标题使用的编号。

① 进入"自定义多级编号列表"对话框：将光标置于"第一章绪论"标题文字的前，单击"开始"选项卡→"编号"下拉按钮→"自定义编号"→"多级编号"选项卡，选择某种编号样式，单击"自定义"按钮，打开"自定义多级编号列表"对话框，单击对话框左下角的"高级"按钮扩展窗口下半部，如图1-3-5所示。

② 定义"级别1"样式：在"级别"列表框中选择级别"1"，在"编号格式"文本框中输入"第①章"（注：删除"①"后已有小数点，不要删除"①"，在"①"前输入"第"，在"①"后输入"章），在"将级别链接到样式"下拉列表框中选择"标题1"（不退出对话框，可以一次

图1-3-5 设置"标题1"（章名）自动编号样式

完成其他所用标题样式的定义），如图 1-3-5 所示，单击"确定"按钮退出对话框。

③ "标题 1"样式应用：上述操作完成后，光标所在行将变为"第 1 章 第一章绪论"，将其中原有的编号"第一章"删除，单击"段落"组中的"居中"按钮，第 1 章标题设置完毕。通过"格式刷"将第 1 章标题样式应用到其他章标题上，并删除各章标题中的原有编号"第二章，第三章，……"。（也可依次将光标定位在各章标题前，单击"开始"选项卡中"预设样式"组中的"标题 1"样式，分别进行设置。）

（2）设置节标题使用的编号。

① 进入"自定义多级编号列表"对话框：将光标置于"1.1 系统开发背景"节标题文字前，单击"开始"选项卡"预设样式"中的"标题 1"样式，单击"修改样式"命令，进入"修改样式"对话框，如图 1-3-6 所示，单击"格式"下拉按钮，单击"编号"进入"项目符号和编号"对话框，如图 1-3-7 所示，单击"自定义列表"选项卡，在"自定义列表"中选择欲修改的列表，单击"自定义"，进入"自定义多级编号列表"对话框，如图 1-3-8 所示。

图 1-3-6 "修改样式"对话框　　图 1-3-7 "项目符号和编号"对话框　　图 1-3-8 "项目符号和编号"对话框

② 定义"级别 2"样式：在"级别"列表框中选择"2"、"编号格式"保持现状、"编号样式"保持现状、"将级别链接到样式"下拉列表框中选择"标题 2"、"在其后重新开始编号"选择"级别 1"，单击"确定"按钮完成设置。（注意：如果还想继续设置列表的其他级别自动编号，可以不退出对话框，继续设置。例如，设置"级别 3"样式：在"级别"列表框中选择"3"、"编号格式"保持现状、"编号样式"保持现状、"将级别链接到样式"下拉列表框中选择"标题 3"、"在其后重新开始编号"选择"级别 2"。）

③ "标题 2"样式应用：上述操作完成后，光标所在行将变为"1.1 1.1 系统开发背景"，将其中原有的编号"1.1"删除，第 1 个节标题设置完毕。通过"格式刷"将"1.1"节标题样式应用到其他各章的节标题上，并删除各节标题中的原有编号"1.2，2.1，2.2，…"。（也可依次将光标定位在各节标题前，单击"开始"选项卡中"样式"组中的"1.1 标题 2"样式，分别进行设置。）

（3）设置小节标题使用的编号。

其操作过程与（2）完全相同。或者也可在操作时将（2）和（3）两步合并一次完成。

（4）新建段落样式与应用。

① 进入"新建样式"对话框：单击"开始"选项卡"预设样式"下拉按钮，单击"新建样式"命令，进入"新建样式"对话框。

② 创建"样式 1234"样式：在对话框的"名称"文本框中输入样式名称"样式 1234"，单击左下角"格式"按钮，在列表中选择"字体"选项，如图 1-3-9 所示，打开"字体"对话框，设置：中文"楷体"、西文"Times New Roman"、字号"小四"，然后单击"确定"按钮退出"字体"对话框，返回上层对话框。再次

图 1-3-9 新建正文段落样式"样式 1234"

单击左下角"格式"按钮,在列表中选择"段落",打开"段落"对话框,设置:首行缩进2字符,段前0.5行,段后0.5行,1.5倍行距,单击"确定"按钮退出"段落"对话框,返回上层对话框。其余格式不变,单击"确定"按钮完成"样式1234"创建。

③ 应用新建正文样式:完成上步操作后,在"开始"选项卡"预设样式"下拉列表中就增加了一项"样式1234"。将光标依次定位到正文中无编号的文字段落(不包括章名、节名、表文字、表和图的题注)上,例如:将光标置于正文的第一段"人力资源管理是一门新兴的……"上,单击"开始"选项卡"预设样式"下拉列表中"样式1234",即可完成"样式1234"的应用。当然,也可以用格式刷将已经应用该格式的段落的格式快速应用到其他段落上。

(5)设置自动项目符号和编号。

① 对有"◆"标记的段落设置自动项目符号:选中或将光标置于有"◆"标记的段落,单击"开始"选项卡的"项目符号"下拉按钮,从列表中选择相应的编号即可。注意:可以在"开始"选项卡中单击"减少缩进量"或"增进缩进量"调整项目符号段落的缩进。

② 对有"1.""2."…标记的段落设置自动编号:选中或将光标置于"1.""2."…所在段落,单击"开始"选项卡中的"编号"下拉按钮,从列表中选择相应编号即可。

(6)为正文文字插入脚注。

① 定位首次出现"人力资源管理系统":单击"开始"选项卡"查找替换"下拉按钮,在列表中选择"查找",打开"查找"对话框,输入"人力资源管理系统",进行查找,将光标定位在正文中首次出现"人力资源管理系统"尾部。

② 单击"引用"选项卡,在功能区中单击"插入脚注"按钮,光标自动跳转到插入脚注文本的当前页面底部,输入注释文字"Human Resource Management System,简称HRMS"。同时,在插入脚注文字后面自动添加注释引用标记序号,与本页底部相同序号相对应。

(7)对正文中的表插入表题注。

题注通常指对文章中表格、图片或图形、公式或方程等对象,在其下方或上方添加的带编号的注释说明。

① 前提:生成题注编号的前提是必须将章节标题的编号转变成系统自动编排格式。

第一个表插入表题注:将光标置于文中第一个表的上方文字前,单击"引用"选项卡"题注"按钮,打开"题注"对话框,如图1-3-10所示,在"标签"下拉列表框中选择"表",单击"编号"按钮,打开"题注编号"对话框,如图1-3-11所示,选中"包含章节号"复选框,单击"确定"按钮,返回"题注"对话框,单击"确定"按钮完成第一个表插入表题注。注意:如果表格文字前没有出现插入的表题注,可以再次单击"引用"选项卡"题注"按钮,在打开的"题注"对话框"标签"下拉列表框中选择"表",确认题注正确后,单击"确定"按钮。

② 题注和表居中:分别选中题注和表,单击"开始"选项卡功能区中的"居中"按钮。

③ 其他表插入表题注:将光标依次置于文中第二,第三,……表的上方文字前,重复操作:单击"引用"选项卡中的"题注"按钮,在打开的"题注"对话框"标签"下拉列表框中选择"表",确认题注正确后,单击"确定"按钮。

注意:当题注发生变化,如复制表格及表题注到其他章节,题注不会自动调整,需要用户通过更新域来更新。具体操作:选中域,如"表4-1",右击该域,在快捷菜单中选择"更新域"命令即可更新域中的自动编号。

(8)对正文中引用表的表述设置交叉引用。

前提:必须对该表用插入题注的方法生成表的题注编号。

① 查找或移动光标到文档中第一处"如下表所示",并选中"下表"两字。

② 单击"引用"选项卡"交叉引用"按钮，打开"交叉引用"对话框，如图1-3-12所示。

③ 在"交叉引用"对话框中的"引用类型"下拉列表框中选择"表"，在"引用内容"下拉列表框中选择"只有标签和编号"，在"引用哪一个题注"列表中选择"表4-1 培训信息表结构"，然后单击"插入"按钮，此时，原来文字"如下表所示"自动变成"如表4-1所示"，至此完成第一处插入。

图1-3-10 "题注"对话框

图1-3-11 "题注编号"对话框

图1-3-12 "交叉应用"对话框设置表题注引用

④ 移动光标到下一处"如下表所示"，并选中"下表"两字，进入"交叉引用"对话框，在"引用哪一个题注"下选择相应表格，单击"确定"按钮即可。重复此步骤，直到完成所有。

注意：当题注的交叉引用发生变化后，交叉引用不会自动调整。如交叉引用随段落复制到其他章节的表前，又要交叉引用新的表格，需要先删除复制过来的原有交叉引用，然后再设置新的交叉引用。

（9）对正文中的图插入图题注。

前提：生成题注编号的前提是必须将章节标题的编号转变成系统自动编排格式。

① 第一个图插入图题注：与插入表题注过程相同。将光标置于文中第一个图的下方文字前，单击"引用"选项卡"题注"按钮，打开"题注"对话框，在"标签"下拉列表框中选择"图"，单击"编号"按钮，打开"题注编号"对话框，选中"包含章节号"复选框，单击"确定"按钮返回"题注"对话框，单击"确定"按钮完成第一个图插入图题注。

② 题注和图居中：分别选中题注和图，单击"开始"选项卡功能区中的"居中"按钮。

③ 其他图插入图题注：将光标依次置于文中第二，第三，……图的下方文字前，单击"引用"选项卡中的"题注"按钮，在打开的"题注"对话框中确认题注正确后，单击"确定"按钮。（或者选中图片或图形后右击弹出快捷菜单，选择"题注"命令，在打开的"题注"对话框中确认题注正确后单击"确定"按钮。）

如果需要在题注编号后再增加一些说明文字，可以在"题注"对话框中的"题注"文本框中的题注编号后直接输入说明文字。例如：原来为"5-2"，修改为"5-2 配图"等。

（10）对正文中引用图的表述设置交叉引用。

前提：必须对该图用插入题注的方法生成图的题注编号。

① 查找或移动到文档中第一处"如图所示"，并选中"下图"两字。

② 单击"引用"选项卡中的"交叉引用"按钮，打开"交叉引用"对话框，如图1-3-13所示。

图1-3-13 "交叉引用"对话框设置图题注引用

③ 在"交叉引用"对话框中的"引用类型"下拉列表框中选择"图"，在"引用内容"下拉列表框中选择"只有标签和编号"，在"引

用哪一个题注"列表中选择"图 5-1 用户登录模块流程图",然后单击"插入"按钮,此时,原来文字"如图所示"自动变成"如图 5-1 所示",至此完成第一处插入。

④ 移动光标到下一处"如图所示",并选中"下图"两字,进入"交叉引用"对话框,在"引用哪一个题注"下选择相应图,单击"确定"按钮即可。重复此步骤,直到完成所有。

2. 分节处理

节是文档版面设计的最小有效单位,可以以节为单位设置页边距、纸张和方向、页眉和页脚、页码、脚注和尾注等多种格式类型。

WPS 文字将新建的整篇文档默认为一节。划分为多节主要是通过"页面布局"选项卡中的"分隔符"下拉按钮来实现。设置分节符后,在页面上通常不显示分节符,如果想显示这些分节符,操作方法为:在"文件"→"选项"→"视图"→"格式标记"组中勾选"全部"复选框,单击"确定",隐藏的分节符立即显示出来,如:"--- 分节符(下一页)---"这样就可以了解分节符,也可以用删除字符的方法删除分节符。

分节符的类型共有 4 种:下一页分节符(新节从下一页开始)、连续分节符(新节从同一页开始)、偶数页分节符(新节从下一个偶数页开始)、奇数页分节符(新节从下一个奇数页开始)。

要对正文进行分节处理,每章为单独一节,且新节从下一页开始,可以从"第 2 章"开始插入分节符,具体操作步骤如下:

(1)将光标置于第 2 章标题的"第 2 章"后、"系统设计相关原理"前,单击"页面布局"选项卡中的"分隔符"下拉按钮,在列表中选择"下一页分节符"。

(2)用同样的方法依次完成"第 3 章""第 4 章"……直到所有章都分节完毕为止。

3. 生成目录

操作步骤:

(1)在文档最前面连续插入 3 节。

① 切换到"页面视图",将光标置于第 1 章标题的"第 1 章"后、"绪论"前。

② 单击"页面布局"选项卡中的"分隔符"下拉按钮,在列表中选择"下一页分节符"。

重复上述①、②步骤,再插入两次"下一页分节符"。

(2)建立各节标题。

① 将光标定位在第 1 个分节符"--- 分节符(下一页)---"前面,输入文字"目录","目录"将自动使用"标题 1"样式,并居中显示。单击"开始"选项卡功能区中的"编号"下拉按钮,在列表的"编号"组中选择"无",取消"目录"前的自动编号。按两次【Enter】键(目的是在"目录"文字下产生一个空行)。

② 将光标定位在第 2 个分节符"--- 分节符(下一页)---"前面,输入文字"表目录","表目录"将自动使用"标题 1"样式,并居中显示。单击"开始"选项卡功能区中的"编号"下拉按钮,在列表"编号"组中选择"无",取消"表目录"前的自动编号。按两次【Enter】键(目的是在"表目录"文字下产生一个空行)。

③ 将光标定位在第 3 个分节符"--- 分节符(下一页)---"前面,输入文字"图目录","图目录"将自动使用"标题 1"样式,并居中显示。单击"开始"选项卡功能区中的"编号"下拉按钮,在列表"编号"组中选择"无",取消"图目录"前的自动编号。按两次【Enter】键(目的是在"图目录"文字下产生一个空行)。

(3)创建文档目录。

① 将光标置于"目录"下空行的段落标记前。(显示段落标记可以操作:在"文件"→"选项"→"视图"→"格式标记"组中勾选"段落标记"复选框,单击"确定"。)

② 单击"引用"选项卡中的"目录"下拉按钮,在列表中选择"自定义目录"命令,打开"目录"对话框,如图 1-3-14 所示。

③根据需要选择"显示级别",一般不做改动,单击"确定"按钮退出。

(4)创建表目录。

①将光标置于"表目录"下空行的段落标记前。

②单击"引用"选项卡中的"插入表目录"按钮,打开"图表目录"对话框,如图1-3-15所示。

③在"题注标签"列表中选择"表",单击"确定"按钮退出。

(5)创建图目录。

①将光标置于"图目录"下空行的段落标记前。

②单击"引用"选项卡中的"插入表目录"按钮,打开"图表目录"对话框。

③在"题注标签"列表中选择"图",如图1-3-16所示,单击"确定"按钮退出。

图1-3-14　创建文档目录

图1-3-15　创建表目录

图1-3-16　创建图目录

目录更新方法:创建的3种目录,选中时都带有灰色域底纹,都是域。当标题和页码发生变化时,与题注和交叉引用一样,右击选中的目录区,在快捷菜单中选择"更新域"命令,在打开的"更新目录"对话框中选择"只更新页码"或"更新整个目录"单选按钮,单击"确定"按钮,完成目录的更新,如图1-3-17所示。

4. 添加页脚

在"页面视图"下进入"页眉和页脚"环境完成页码设置。

(1)设置正文前的节页码。

①将光标置于第1节中,单击"插入"选项卡中的"页码"下拉按钮,在下拉列表的"预设样式"中选择"页脚中间"样式,并随即进入"页眉页脚"设置环境。单击"页眉页脚"选项卡中的"页码"下拉按钮,在下拉列表中单击"页码"命令,打开"页码"对话框,在对话框的"格式"下拉列表中选择"i,ii,iii,…",在"页码编号"组中选择"续前节"单选按钮,在"应用范围"组中选择"本节",单击"确定"按钮,如图1-3-18所示。

②仍处于"页眉页脚"设置环境,将光标定位到第2节首页页面底端页码处,单击"页眉页脚"选项卡中的"页码"下拉按钮,在下拉列表中单击"页码"命令,打开"页码"对话框,在对话框的"格式"下拉列表中选择"i,ii,iii,…",在"页码编号"组中选择"续前节"单选按钮,在"应用范围"组中选择"本节",单击"确定"按钮。

③仍处于"页眉页脚"设置环境,将光标定位到第3节首页页面底端页码处,单击"页眉页脚"选项卡中的"页码"下拉按钮,在下拉列表中单击"页码"命令,打开"页码"对话框,在对话框的"格式"下拉列表中选择"i,ii,iii,…",在"页码编号"组中选择"续前节"单选按钮,在"应用范围"组中选择"本节",单击"确定"按钮。

(2)设置正文中的节页码。

①将光标定位到第4节首页页面底端页码处(即正文第1章首页),单击"页眉页脚"选项卡中的"页码"下拉按钮,在下拉列表中单击"页码"命令,打开"页码"对话框。在对话框的"格式"下拉列表中

选择"1,2,3,…",在"页码编号"组中选择"起始页码"单选按钮,并输入起始值"1",在"应用范围"组中选择"本节",单击"确定"按钮,如图 1-3-19 所示。

图 1-3-17 "更新目录"对话框

图 1-3-18 设置目录页码格式

图 1-3-19 设置正文页码格式

注意:如果前面设置完正文前 3 节的页码后单击了功能区"关闭"按钮退出了"页眉页脚"设置环境,需要重新进入该环境,操作方法为:将光标置于正文第 1 章首页,单击"插入"选项卡中的"页眉页脚"按钮,进入"页眉页脚"设置环境,将光标定位到第 4 节首页页面底端页码处(即正文第 1 章首页),然后按上面操作完成正文页码设置。(或者将光标置于正文第 1 章首页的页脚处,双击鼠标也可直接进入"页眉页脚"设置环境。)

② 退出"页眉页脚"设置环境:单击"页眉页脚"选项卡中的"关闭"按钮。

(3)更新目录、表目录和图目录。

同时选中"目录""表目录""图目录"各节,右击选中区域,在快捷菜单中选择"更新域"命令,在相继弹出的"更新目录"对话框、"更新图表目录"对话框和"更新图表目录"对话框中,都直接单击"确定"按钮确认更新。

5. 添加页眉

域:是文档中可提供变化数据的数据部件。在前面的应用中多次使用了域,如:自动添加的章节编号和名称、题注的引用、页脚中的页码、自动创建的目录等,这些在文档中可能发生变化的数据,都是域。

域的组成:域由 3 部分组成,域名、域参数和域开关。域名是关键字;域参数是对域的进一步说明;域开关是特殊命令,用来引发特定操作。

常见的域:Page 域(插入当前页的页码)、NumPages 域(插入文档中的总页数)、toc 域(建立并插入目录)、StyleRef 域(插入具有样式的文本)和 MergeField 域(插入合并域,在邮件合并中使用)等。

插入域:单击"插入"选项卡"文本"组中的"文档部件"下拉按钮,在列表中选择"域"命令,在打开的"域"对话框中进行域属性、域选项、域代码的查看和设置等,单击"确定"按钮插入当前域到光标处。

操作域:域插入后,鼠标指向域并右击,在弹出的快捷菜单中选择相应命令可进行编辑域、更新域、删除域等操作。

操作步骤:定规则→断链接→插内容。

(1)在"页面设置"中设置奇偶页规则。

① 将光标置于第 1 章所在的节中(任意处),单击"页面布局"选项卡中的"页面设置"组启动器,在打开的"页面设置"对话框中选择"版式"选项卡,在"节的起始位置"下拉列表选择"新建页",在"页眉和页脚"栏中选择"奇偶页不同"复选框,在"应用于"下拉列表框中选择"本节",单击"确定"按钮,

如图 1-3-20 所示。

② 重复上述步骤，直到每章都设置完毕。

（2）创建奇数页页眉。

① 双击第 1 章首页（及第 1 页奇数页）的页眉区域，立即进入页眉页脚设置环境，且光标位于当前奇数页页眉处，并且出现"页眉页脚"选项卡。单击"页眉页脚"选项卡下的"同前节"按钮，使得页眉右侧处"与上一节相同"取消，使本节设置的奇数页页眉不影响前面各节的奇数页页眉设置，如图 1-3-21 所示。

图 1-3-20　"页面设置"对话框

图 1-3-21　取消页眉继承性

② 将光标置于奇数页页眉处，单击"插入"选项卡中的"文档部件"下拉按钮，在列表中单击"域"命令打开"域"对话框，在"域名"列表中选择"样式引用"，在"样式名"下拉列表中选择"标题 1"，勾选"插入段落编号"复选框，单击"确定"按钮，插入奇数页页眉中的"章序号"，如图 1-3-22 所示。

③ 与上步操作相同，单击"插入"选项卡中的"文档部件"下拉按钮，在列表中单击"域"命令打开"域"对话框，在"域名"列表中选择"样式引用"，在"样式名"下拉列表中选择"标题 1"（注意：和上步不同，这里不勾选"插入段落编号"复选框），单击"确定"按钮，插入奇数页页眉中的"章名"。单击"开始"选项卡下"居中"按钮，使插入内容居中显示。

图 1-3-22　插入奇数页页眉中的"章序号"

（3）创建偶数页页眉。

其操作与创建奇数页页眉类似。

① 奇数页页眉创建后，单击"页眉页脚"选项卡中的"显示后一项"按钮，光标将自动跳转到下一节（偶数页）页眉处。单击"页眉页脚"选项卡下的"同前节"按钮，使得页眉右侧处"与上一节相同"取消，使本节设置的偶数页页眉不影响前面各节的页眉设置。

② 将光标置于偶数页页眉处，单击"插入"选项卡中的"文档部件"下拉按钮，单击列表中的"域"命令打开"域"对话框，在"域名"列表中选择"样式引用"，在"样式名"下拉列表中选择"标题 2"，勾选"插入段落编号"复选框，单击"确定"按钮，插入偶数页页眉中的"节序号"。

③ 与上步操作相同，单击"插入"选项卡中的"文档部件"下拉按钮，单击"域"命令打开"域"对话

框，在"域名"列表中选择"样式引用"，在"样式名"下拉列表中选择"标题2"（注意：这里不勾选"插入段落编号"复选框），单击"确定"按钮，插入偶数页页眉中的"节名"。单击"开始"选项卡下"居中"按钮，使插入内容居中显示。

④ 单击"页眉页脚"选项卡下的"关闭"按钮，退出"页眉页脚"设置环境，返回正文编辑环境。

设置完毕后浏览文档，从开始到结尾检查所有设置是否正确。例如：设置页眉时，可能影响到页码的显示，有的页码没有显示出来，可以对页码重新进行设置，直到显示正确为止。

为了快速浏览，可选择"视图"选项卡下的"导航窗格"下拉按钮，在列表中选择"靠左"，屏幕左侧将出现"导航"任务窗格，显示整个文档的目录结构，右侧显示文档内容。左右配合可以快速跳转浏览文档不同目录下的内容，如图1-3-23所示。

图1-3-23　文档目录结构与浏览

整个文档的排版结果效果如图1-3-24所示。

图1-3-24　整个文档的排版结果效果预览

四、实验思考题

（1）尝试应用更多的修饰和设置，如页面边框、底纹等，丰富文档排版效果。

（2）应用格式刷快速复制格式。

（3）应用审阅修订功能编辑 WPS 文字文档。

实验 3-5　邮件合并

一、实验目的

（1）掌握邮件合并过程中主文档、数据源、域三者之间的关系。
（2）应用 WPS 文字的邮件合并功能，批量生成一批信函。

二、实验要求

（1）创建如图 1-3-25 所示的数据源文档，见素材文件"数据源文档（名单）.et"。
（2）创建如图 1-3-26 所示的主文档，见素材文件"主文档（请柬）.wps"。
（3）生成批量信函文档"批量信函（请柬）.wps"。

图 1-3-25　数据源文档

图 1-3-26　主文档

三、实验内容与步骤

（1）创建数据源文档"数据源文档（名单）.et"。
（2）创建并打开主文档"主文档（请柬）.wps"。
（3）设置数据源。通过如下操作步骤打开数据源文档"数据源文档（名单）.et"：
① 单击"引用"选项卡中的"邮件"按钮，出现"邮件合并"选项卡。
② 单击"打开数据源"下拉按钮，在下拉列表中选择"打开数据源"选项，打开"选取数据源"对话框。
③ 在"选取数据源"对话框中浏览定位到欲打开的数据源文件，选中后单击"打开"按钮。
④ 在弹出的"选择表格"对话框中选择要导入的工作表，如：Sheet1$，如图 1-3-27 所示。
⑤ 单击"确定"按钮，完成数据源的打开及设置。

（4）在主文档中插入域。在主文档中将光标定位到需要插入域的位置，单击"插入合并域"按钮，打开"插入域"对话框，在"域"列表框中选择相应的域名，如"姓名"，然后单击"插入"按钮，单击"关闭"完成本处插入，删除主文档插入处原有提示引导信息，如图 1-3-28 所示。

定位光标到其他需要插入的地方，重复上述操作，直到完成所有。

（5）生成批量信函（合并主文档和数据源）。单击"合并到新文档"按钮，打开"合并到新文档"对话框，如图 1-3-29 所示，选择"全部"单选按钮，单击"确定"按钮，立即生成"信函"文件，保存为"批量信函（请柬）.wps"，其中存放着生成的批量信函。将"纸张大小"设置到合适尺寸（如自定义纸张：宽 21cm*高 15cm），缩放比例显示，如图 1-3-30 所示。

图 1-3-27　"选取表格"对话框

图 1-3-28　"插入域"对话框

图 1-3-29　"合并到新文档"对话框

图 1-3-30　批量信函效果预览

四、实验思考题

（1）自己构建素材，批量生成其他类型的信函。

（2）尝试用邮件发送的方法发送批量信函。

实验 4　WPS 表格实训

实验 4-1　WPS 表格基本操作

一、实验目的

（1）掌握 WPS 表格的启动与退出。
（2）熟悉 WPS 表格的界面。
（3）熟练创建并保存 WPS 表格工作簿。
（4）掌握工作表的命名、移动、复制方法。
（5）输入工作表数据。
（6）为 WPS 表格工作簿设置保护密码。

二、实验要求

（1）创建 WPS 表格工作簿，将其命名为"医院管理信息工作簿 .et"，并保存。
（2）将工作表 Sheet1 命名为"医生基本情况表"。
（3）根据图 1-4-1 在"医生基本情况表"工作表中输入数据。
（4）练习工作表的插入、删除、复制、移动。
（5）练习工作表数据的隐藏、锁定、保护。
（6）给工作簿设置打开权限密码和编辑权限密码。

三、实验内容与步骤

（1）启动 WPS Office 2019，单击"首页"→"新建"→"表格"→"新建空白文档"，创建一个新的空白工作簿；单击"文件"→"另存为"，打开"另存文件"对话框，选择文件类型为"WPS 表格文件（*.et）"，在对话框中指定保存位置、文件名设置为"医院管理信息工作簿"，单击"保存"按钮完成工作簿的命名保存。

（2）右击"Sheet1"工作表标签，在弹出的快捷菜单中选择"重命名"，看到工作表标签反白显示，输入"医生基本情况表"。

（3）根据图 1-4-1 显示数据，在"医生基本情况表"工作表中输入数据。

（4）右击工作表标签，在弹出的快捷菜单中选择相应的操作完成。

（5）隐藏 / 取消隐藏：选择整行整列数据，右击选区弹出快捷菜单，选择"隐藏"或"取消隐藏"。

（6）锁定 / 解除锁定：选定数据区"审核"选项卡中的"锁定单元格"按钮，单击"保护工作表"按钮。

（7）保护工作表 / 撤销保护工作表：单击"审核"选项卡中的"保护工作表"按钮或"撤销保护工作表"按钮。

（8）单击"文件"→"文档加密"→"密码加密"，输入相应密码，如：打开密码"111"，编辑密码"222"。

图 1-4-1 医生基本情况表

四、实验思考题

（1）工作表数据的隐藏、锁定、保护有什么区别？

（2）在使用工作表的编辑权限密码时，"解锁编辑"和"只读打开"有什么区别？

实验 4-2 表格编辑及格式化

一、实验目的

（1）熟练掌握工作表数据区的选定操作。

（2）掌握单元格的合并与撤销合并操作。

（3）掌握各种类型数据的输入和填充方法。

（4）熟练掌握单元格数据的格式设置。

（5）熟练掌握数据清单的边框和底纹设置。

（6）掌握行高与列宽的设置。

（7）掌握行列的隐藏方法。

（8）掌握条件格式、表格样式的应用。

二、实验要求

（1）打开"医院管理信息工作簿.et"工作簿，选择"医生基本情况表"工作表，练习工作表数据的选定：连续区域、不连续区域、行、列等。

（2）新建一个工作表，根据"医生基本情况表"数据，在新工作表中练习各种类型数据。其中，对"医生工号"和"照片"两列数据用自动填充方法完成。

（3）给数据清单增加标题"医生基本情况表"，设置其字体为"微软雅黑"，字号为"20"，粗体，居中。

（4）将数据清单的栏目标题居中并加粗。

（5）设置"出生日期"字段为年月日格式（如"2001年3月7日"）。

（6）设置数据清单内框线为最细实线、外边框为红色双线。

（7）设置第1行行高45，D列列宽20。

（8）隐藏"医生工号"字段列。

（9）利用条件格式，将"职称"是"副主任医师"的单元格用浅红色填充。

（10）利用表格样式，对数据清单进行某种样式的套用。

三、实验内容与步骤

（1）使用【Ctrl】键、【Shift】键辅助选定对象。

（2）单击工作表标签右侧"+"，新建一个工作表。在新建工作表中练习各种类型数据的输入，观察数据的默认对齐方式。输入第1个医生的医生工号，使用填充柄填充剩余数据。同理，输入第1个医生的照片地址，使用填充柄填充剩余数据。

（3）光标定位在第1行并右击，在弹出的快捷菜单中选择"插入"，插入一行。选中A1:H1单元格区域，单击"开始"选项卡中的"合并居中"按钮，在弹出的"合并单元格"对话框中输入文字"医生基本情况表"，设置其字体为"微软雅黑"，字号为"20"，粗体，居中（水平居中、垂直居中）。

（4）选中A2:H2区域，通过"开始"选项卡下的功能区相应按钮进行设置。

（5）选择所有人员出生日期数据并右击，在弹出的快捷菜单中选择"设置单元格格式"命令，在打开的对话框中的"数字"选项卡下选择"日期"，类型选择"2001年3月7日"，单击"确定"按钮。

（6）选中A2:H22区域并右击，在弹出的快捷菜单中选择"设置单元格格式"命令，在打开的对话框中的"边框"选项卡下选择线条样式列表中细实线，单击"内框"按钮；同理，选择线条样式为双线，选择颜色为红色，单击"外框"按钮，单击"确定"按钮完成。

（7）单击"开始"选项卡中的"行和列"按钮，在下拉列表中选择"行高"或"列宽"命令。

（8）选中"医生工号"列，单击"开始"选项卡中的"行和列"→"隐藏与取消隐藏"命令，隐藏列。

（9）选中F3:F22单元格区域，单击"开始"→"条件格式"→"突出显示单元格规则"→"等于"，在弹出的对话框中输入"副主任医师"，"设置为"选择"浅红色填充"。

（10）选择B2:H22单元格区域，单击"开始"选项卡中的"表格样式"按钮，选择一种样式。

（11）工作表编辑结果如图1-4-2所示。

图1-4-2 "医生基本情况"工作表编辑效果图

四、实验思考题

（1）保护工作表中指定的数据不被修改。

（2）如果选中一组工作表，然后输入数据，会产生什么效果？

（3）如果选中一组工作表，在当前工作表选中一个数据区，然后单击"开始"→"填充"→"至同组工作表"，在弹出对话框中选择"全部"，单击"确定"按钮，会产生什么效果？

（4）练习录入分数、时间以及用科学计数法表示的数据。

（5）练习使用自动填充功能输入等差、等比数列。

（6）自行定义一个序列，并导入序列库，使用填充功能输入自定义序列内容。

实验 4-3　使用公式与函数

一、实验目的

（1）掌握创建和复制公式的方法。

（2）熟悉并使用 WPS 表格常用函数。

二、实验要求

打开"公式函数练习.et"工作簿，完成如下任务：

（1）根据图 1-4-3 所示学生成绩表，完成如下计算任务：

① 使用 MID 函数填充班级内容（学号第 5、6 位）。

② 使用性别代码(1 为男，2 为女)，利用 IF 函数填充性别内容。

③ 使用 SUM 函数填充总分内容。

④ 使用 RANK.EQ 函数填充最佳排名内容。

⑤ 使用 RANK.AVG 函数填充平均排名内容。

⑥ 使用 COUNT 函数计算学生人数，结果放于单元格 I13 处。

（2）根据图 1-4-4 所示学生成绩表，完成如下计算任务：

① 使用 AVERAGE 函数计算每个人的平均分 (保留两位小数)。

② 使用 ROUNDUP 函数对平均成绩向上取整。

③ 使用 ROUNDDOWN 函数对平均成绩向下取整。

④ 使用 ROUND 函数对平均成绩四舍五入取整。

图 1-4-3　函数练习 1　　　　　　　　图 1-4-4　函数练习 2

（3）根据图 1-4-5 所示学生信息表，完成如下计算任务：

图 1-4-5　函数练习 3

① 根据每个学生的身份证号，使用 MID 函数计算每个学生的年龄。

② 使用 LOOKUP 函数查找年龄为 29 的学生。

③ 使用 VLOOKUP 函数查找"崔翔""王子律""张泽宇""方建军"4 位同学的身份证号填充到相应单元格。

三、实验内容与步骤

（1）先用函数计算出第 1 个人的要求各项，然后利用句柄填充方法拖动产生其他人员相应要求项，具体函数使用情况如图 1-4-6 所示。

（2）使用函数计算出第 1 个人的要求各项，然后利用句柄填充方法拖动产生其他人员相应要求项，具体函数使用情况如图 1-4-7 所示。

图 1-4-6　函数练习 1 结果

图 1-4-7　函数练习 2 结果

（3）计算年龄。在第 1 个学生对应存放年龄单元格建立公式"=2022-VALUE(MID(E3,7,4))"，拖动填充句柄生成其他同学年龄。

（4）按年龄升序排列数据：单击"年龄"列任意单元格，单击"开始"→"排序"→"升序"命令。其次，定位在"K3"单元格，插入 LOOKUP 函数。

（5）定位在"K6"单元格，插入 VLOOKUP 函数。利用句柄填充方法拖动产生其他项内容。

具体函数使用情况如图 1-4-8 所示。

图 1-4-8　函数练习 3 结果

四、实验思考题

（1）学习使用文本函数，如 ASC 函数、FIND 函数、LEFT 函数等。

（2）学习使用日期时间函数，如 DATE 函数、TIME 函数、YEAR 函数等。

实验 4-4　排序和筛选

一、实验目的

（1）掌握简单排序和复杂排序的方法。

（2）掌握自动筛选和高级筛选的方法。

二、实验要求

打开"学生过程成绩表 .et"工作簿，按要求完成如下操作：

（1）切换到"Sheet1"工作表，如图 1-4-9 所示。计算每个同学的总分：总分 = 考勤 + 提问 + 作业+课题+实验+创新+机试+笔试X50%，依据计算"总分"进行降序排列，再依据"笔试"成绩降序排列。

（2）在"Sheet1"工作表中，通过自动筛选查看："总分"大于或等于80分且小于90分的同学信息。

（3）在"Sheet1"工作表中，通过高级筛选查看："课题"分数在4分及以上的"男"同学，或者"创新"分数在8分及以上的"男"同学信息。筛选结果显示在左上角为A19的区域。

三、实验内容与步骤

（1）计算第一个学生的总分：在总分单元格输入公式"=考勤+提问+作业+课题+实验+创新+机试+笔试X50%"。然后通过填充句柄拖动生成其他同学的总分。

（2）将光标定位到数据区域。单击"开始"→"排序"→"自定义排序"，在打开的窗口中设置主关键字为"总分"，排序方式为"降序"，单击"添加条件"设置"次要关键字"为"笔试"，排序方式为"降序"，单击"确定"按钮完成，如图1-4-10所示。

图1-4-9　学生过程成绩表

图1-4-10　排序后的成绩表

（3）将光标定位到数据区域。单击"开始"→"筛选"按钮，单击"总分"旁筛选箭头，选择"数字筛选"→"大于或等于"，打开"自定义自动筛选方式"对话框，如图1-4-11所示，完成后单击"确定"按钮。自定义筛选结果如图1-4-12所示。

图1-4-11　"自定义自动筛选方式"对话框

图1-4-12　自定义筛选结果

（4）操作步骤：

① 单击"筛选"按钮，取消筛选状态，并显示所有数据。

② 如图所示建立条件区域。

③ 将光标定位到数据区域。单击"开始"→"筛选"按钮旁下拉按钮，单击"高级筛选"，弹出"高级筛选"对话框，进行相应设置。注意：列表区域选择有效数据区（不包含"学生成绩表"标题行），如图1-4-13所示，完成后单击"确定"按钮。高级筛选结果如图1-4-14所示。

图 1-4-13 "高级筛选"对话框

图 1-4-14 高级筛选结果

实验 4-5 分类汇总

一、实验目的

（1）掌握简单汇总的数据分类统计方法。
（2）掌握嵌套汇总的数据分类分层统计方法。

二、实验要求

打开"公司员工工资表 .et"工作簿，如图 1-4-15 所示，按要求完成如下操作。
（1）以"部门"为主要关键字、"职务"为次要关键进行升序排序。
（2）统计各部门的人数。

图 1-4-15 员工工资表

（3）在前面统计基础上，增加统计各部门的"基本工资""津贴""奖金""扣款""实发工资"各项总和。
（4）在前面统计基础上，再增加统计各部门中各职务的"基本工资""津贴""奖金""扣款""实发工资"各项总和。

三、实验内容与步骤

（1）单击"开始"→"排序"→"自定义排序"，在弹出的对话框中设置主要关键字为"部门"、排序方式为"升序",次要关键字为"职务"、排序方式为"升序",然后单击"确定"按钮。

(2)选中有效数据区(A2:J15),单击"数据"→"分类汇总"按钮,在弹出的对话框中设置分类字段位"部门"、汇总方式为"计数"、选定汇总项为"姓名",如图1-4-16所示,单击"确定"按钮完成。

(3)选中有效数据区(A2:J23),单击"数据"→"分类汇总"按钮,在弹出的对话框中设置分类字段位"部门"、汇总方式为"求和"、选定汇总项为"基本工资""津贴""奖金""扣款""实发工资",取消选中"替换当前分类汇总"复选框,如图1-4-17所示,

图1-4-16 简单分类设置

图1-4-17 嵌套分类设置

(4)选中有效数据区(A2:J23),单击"数据"→"分类汇总"按钮,在弹出的对话框中设置分类字段位"职务"、汇总方式为"求和"、选定汇总项为"基本工资""津贴""奖金""扣款""实发工资",取消选中"替换当前分类汇总"复选框,如图1-4-18所示,单击"确定"按钮完成。

汇总结果如图1-4-19所示。

图1-4-18 再嵌套分类设置

图1-4-19 多层分类汇总结果

实验4-6 数据透视表

一、实验目的

(1)掌握建立数据透视表的方法。

(2)掌握数据透视表下分页分类查看数据统计情况。

二、实验要求

打开"公司客户联系表 .et"工作簿，按要求完成如下操作。

（1）依据 Sheet1 工作表数据区 A2:F40 的数据建立数据透视表。分类统计各"地区"各"城市"不同"职务"的人员个数。

（2）利用筛选器字段"地区"查看不同地区各城市各职务的职务统计情况。

三、实验内容与步骤

（1）打开"公司客户联系表 .et"工作簿。

（2）在 Sheet1 工作表中选中 A2:F40 数据区，单击"数据"选项卡的功能区的"数据透视表"按钮，弹出"创建数据透视表"对话框，如图 1-4-20 所示，按默认设置，直接单击"确定"按钮，立即进入新工作表下创建数据透视表环境。

（3）在新工作表右侧"字段列表"窗口，将"地区"字段拖到下方"筛选器"处，将"城市"字段拖到"行"处，将"职务"字段拖到"列"处，再将"职务"字段拖到"值"处，并使其汇总方式为"计数"。立即在左侧自动同步形成数据透视结果（数据透视表），如图 1-4-21 所示。

图 1-4-20 "创建数据透视表"对话框

（4）单击数据透视表上方筛选器字段"地区"后筛选按钮，在下拉列表中选择"东北"，并单击其右侧"仅筛选此项"，立即筛选出"东北"地区各城市各职务的职务统计情况，如图 1-4-22 所示。

图 1-4-21 创建数据透视表环境

图 1-4-22 分页数据透视表效果

实验 4-7　绘制图表

一、实验目的

（1）掌握绘制各类图表的方法。

（2）熟练设置图表的样式与布局结构。

二、实验要求

打开"临床医学 2021 班成绩表 .et"工作簿，如图 1-4-23 所示，完成如下任务：

（1）在 Sheet1 工作表中，在数据清单外空白处，利用函数。

① 统计产生全班"班级性别比例"数据表。

② 对"免疫学"课程按成绩">=90""80～90""70～80""60～70""<60"分段统计人数，建立"免疫学成绩分段统计人数"数据表。

（2）根据"临床医学2021班成绩表"中所有同学的3门课成绩数据，创建"临床医学2021班成绩二维簇状柱形图表"。

（3）根据"班级性别比例"数据表，创建"班级性别比例三维饼图"。

	A	B	C	D	E	F
1	临床医学2021班成绩表					
2	学号	姓名	性别	组织胚胎学	微生物学	免疫学
3	2021010101	王明	男	78	80	90
4	2021010102	李俊	男	89	86	80
5	2021010103	王霞	女	79	75	86
6	2021010104	赵军	男	90	92	88
7	2021010105	李莉	女	96	95	97
8	2021010106	丁奇	男	69	74	79
9	2021010107	刘水	男	73	67	80
10	2021010108	王新宇	男	67	78	67
11	2021010109	杨定金	女	67	89	89
12	2021010110	堂小强	男	78	98	95
13	2021010111	焦艳	男	85	87	79
14	2021010112	杨玉	女	68	76	86
15	2021010113	杨可容	女	78	68	83
16	2021010114	路正阳	男	89	77	86
17	2021010115	易大壮	男	95	84	89

图 1-4-23　班级成绩表

（4）根据"免疫学成绩分段统计人数"数据表，创建"免疫学成绩分段统计人数 XY 散点图表"。

三、实验内容与步骤

（1）打开"临床医学2021班成绩表 .et"工作簿，进入 Sheet1 工作表。

① 在 A21 单元格输入"班级性别比例"，在 B21 单元格输入"男"，在 C21 单元格输入"女"。光标定位到 B22 单元格，输入公式："=COUNTIF($C$3:$C$17," 男 ")/COUNTA($C$3:$C$17)"。光标定位到 C22 单元格，输入公式："=COUNTIF($C$3:$C$17," 女 ")/COUNTA($C$3:$C$17)"。选中 B22:C22 区域，设置单元格格式为百分比(%)形式。

② 在 A24 单元格输入"免疫学成绩分段统计人数"，在 B25 单元格输入"<60"、在 B26 单元格输入"[60,70)"、在 B27 单元格输入"[70,80)"、在 B28 单元格输入"[80,90)"、在 B29 单元格输入">=90"。在 C25 单元格输入公式"=COUNTIF(F3:F17,"<60")"，在 C26 单元格输入公式"=COUNTIF(F3:F17,"<70")–COUNTIF(F3:F17,"<60")"，在 C27 单元格输入公式"=COUNTIF(F3:F17,"<80")–COUNTIF(F3:F17,"<70")"，在 C28 单元格输入公式"=COUNTIF(F3:F17,"<90")–COUNTIF(F3:F17,"<80")"，在 C29 单元格输入公式"=COUNTIF(F3:F17,">=90")"。

（2）创建所有同学3门课成绩的"临床医学2021班成绩二维簇状柱形图表"。

① 选择数据源：在成绩表中选择"姓名""组织胚胎学""微生物学""免疫学"4列数据（包括栏目字段名称）。

② 插入图表：单击"插入"→"插入柱形图"→"簇状柱形图"，如图 1-4-24 所示。

③ 添加图表元素：双击图表标题，输入"临床医学2021班成绩二维簇状柱形图表"。单击"图表工具"选项卡，在功能区单击"添加元素"按钮，给图表添加横向坐标轴标题"姓名"、纵向坐标轴标题"成绩"等。

（3）根据班级性别比例统计结果，创建"班级性别比例三维饼图"。

① 选择数据源：选中 B21:C22 数据区。

② 插入图表：单击"插入"→"插入饼图或圆环图"→"三维饼图"，如图 1-4-25 所示。

图 1-4-24　插入柱形图操作示意

图 1-4-25　插入饼图操作示意

③ 添加图表元素：双击图表标题，输入"班级性别比例三维饼图"。

（4）根据"免疫学成绩分段统计人数"数据表，创建"免疫学成绩分段统计人数XY散点图表"。

① 选择数据源：选中B25:C29数据区。

② 插入图表：单击"插入"→"插入散点图（X，Y）"→"带平滑线和数据标记的散点图"，如图1-4-26所示。

图1-4-26 插入散点图操作示意

③ 添加图表元素：双击图表标题，输入"免疫学成绩分段统计人数XY散点图表"。

创建效果如图1-4-27所示。

图1-4-27 各种图表插入后的效果

四、实验思考题

（1）练习创建各种类型的图表。

（2）练习添加设置图表中各元素、对象的格式。

实验 5　WPS 演示文稿的使用

一、实验目的

（1）熟悉 WPS 演示文稿的启动和退出方法，了解 WPS 演示文稿窗口组成和各部分功能。

（2）掌握演示文稿的创建、打开和保存方法。

（3）掌握演示文稿的制作文本、剪贴画、图表、表格、组织结构图、艺术字等对象的插入，熟悉绘制图形的方法。

（4）掌握使用模板创建新演示文稿模板、使用母版进行整体设计、使用背景进行整体修饰、使用配色方案进行整体配色的方法。

（5）掌握幻灯片切片效果设置、幻灯片放映转向设置、幻灯片对象动画效果设置、自定义放映的方法。

（6）掌握幻灯片放映方式和控制方法。

（7）掌握向幻灯片中插入外来音频、视频、动画等的方法。

二、实验要求

（1）制作一个演示文稿，介绍自己所在的学校，命名为"我的大学.dps"。

（2）演示文稿共包括 8 张幻灯片，如图 1-5-1 所示。第 1 张幻灯片为标题，第 2 张幻灯片为主页面，第 3~7 张幻灯片为内容页面，内容页面要包含有文本、图片、图表、表格、艺术字等幻灯片元素，主页面有链接到内容页面的超级链接，内容页面有链接到主页面的超级链接。

图 1-5-1　新建的演示文稿幻灯片

（3）设置幻灯片外观、动画效果、幻灯片切换方式等。

（4）要求主题鲜明，动画效果新颖，内容生动、美观，超级链接合理。

（5）另建立一个演示文稿，准备一个音频文件、一个视频文件和一个动画文件，将这些外来文件插入演示文稿中。

三、实验内容与步骤

实验 5-1　演示文稿的创建与保存

（1）单击"开始"→"所有程序"→"WPS Office"→"WPS Office"→"文件"→"新建"→"演示"→

"新建空白演示"命令，启动 WPS 演示文稿应用程序，自动新建默认名为"演示文稿1"的新演示文稿，观察操作界面，熟悉窗口组成。

（2）单击"保存"按钮，弹出"另存为"对话框，选择"保存位置"为桌面，文件名为"我的大学"。

实验 5-2 幻灯片内容的输入

（1）编辑第 1 张幻灯片。按默认的幻灯片（见图 1-5-2 左）中，单击标题占位符"空白演示"，输入"我的大学"，单击副标题占位符，输入"张志民"；结果如图 1-5-2 右图所示。参照结果图自行设计标题与副标题的字体、字号、颜色及对齐方式等。

（2）插入第 2 张幻灯片。单击"开始"→"新建幻灯片"→"新建"，在"配套模板"中选择版式（见图 1-5-3 左）。单击标题占位符，输入"医科大学"；单击文本占位符，依次输入"基本情况""院系设置""教师队伍""教学条件""科学研究""业余活动"；单击右侧占位符中的"插入图片"按钮，弹出"插入图片"对话框，选择欲插入图片的所在位置和文件名（如"大学校园全景".jpg），单击"插入"按钮，调整至合适的位置与大小，结果如图 1-5-3 所示。参照结果图自行设计标题、字体、字号、颜色以及项目符号样式和颜色等。

图 1-5-2 第一张幻灯片　　　　　　　　　　图 1-5-3 第 2 张幻灯片

（3）插入第 3 张幻灯片。单击"开始"→"新建幻灯片"→"新建"，在"配套模板"中选择版式（见图 1-5-4 左）。单击标题占位符，输入"基本情况"；单击文本占位符，再单击"格式工具栏"的"项目符号"按钮（即取消版式上默认项目符号），输入"学校现有……评估为优秀"，结果如图 1-5-4 所示。参照结果图自行设计内容的字体、字号、颜色等。

（4）插入第 4 张幻灯片。单击"开始"→"新建幻灯片"→"新建"，在"配套模板"中选择版式（见图 1-5-5 左）。单击标题占位符，输入"教师队伍"；单击下方占位符中"插入表格"按钮，弹出"插入表格"对话框，设置列数为 4，行数为 5，单击"确定"按钮，输入表格内容（参照结果图），结果如图 1-5-5 所示。参照结果图自行设计标题和表格内容的字体、字号、颜色等。

图 1-5-4 第 3 张幻灯片　　　　　　　　　　图 1-5-5 第 4 张幻灯片

（5）插入第 5 张幻灯片。单击"开始"→"新建幻灯片"→"新建"，在"母版版式"中选择空白版式（见图 1-5-6 左）。单击"插入"→"文本框"→"横排文本框"，输入"院系设置"，字号 44 磅，蓝色，加粗，居中。单击"插入"→"智能图形"→"层次结构"，单击所需层次结构，立即插入到当前幻灯片中，根据需要添加项目（选中某一项目，在旁侧浮动显示操作标示）或选中某一项目按【Delete】键删除该项目，参照结果图输入完成结构图。结果如图 1-5-6 所示。

（6）插入第 6 张幻灯片。单击"开始"→"新建幻灯片"→"新建"，在"配套模板"中选择版式（见图 1-5-7 左）。单击标题占位符，输入"教学条件"；单击添加正文占位符，参照结果图逐行输入内容，选中所有行，通过"开始"选项卡的"编号"按钮进行编号设置，参照图 1-5-7 右侧所示结果图自行设计内容的字体、字号、颜色等。

图 1-5-6　第 5 张幻灯片　　　　　　　　图 1-5-7　第 6 张幻灯片

（7）插入第 7 张幻灯片。单击"开始"→"新建幻灯片"→"新建"，在"母版版式"中选择空白版式。单击"插入"→"图表"→"在线图表"→"簇状柱形图"→"免费"，选择插图第 1 个柱形图，如图 1-5-8 所示。选中图表，单击功能区"编辑数据"按钮，系统自动打开图表背后默认支撑数据工作表，按实验提供的数据（见表 1-5-1 近四年科学研究统计表）更新扩展工作表原数据，并注意选区显示和调整扩展选区与数据区一致，保存数据，关闭工作簿窗口，返回到 WPS 演示编辑环境，会发现图表自动按更新扩展后的数据完成重新绘制。选中图表不同对象并右击，可以通过快捷菜单对图表对象进行字体、颜色等设置。请大家参照结果图（见图 1-5-9 右）自行设置图表标题、柱形颜色、横轴、纵轴、背景线等对象的字体、字号、颜色等。

图 1-5-8　插入图表示意图

表 1-5-1　实验数据

近四年科学研究统计表				
年　度	科 技 奖 励	发 表 论 文	出 版 著 作	发 明 专 利
2018	13	45	20	6
2019	16	56	34	8
2020	19	78	57	10
2021	22	89	78	13

（8）插入第 8 张幻灯片，单击"开始"→"新建幻灯片"→"新建"，在"母版版式"中选择空白版式。选择"空白"版式，单击"插入"→"艺术字"按钮，选择一种艺术字样式，如图 1-5-10 所示，输入"谢谢"并设置其格式，结果如图 1-5-11（右）所示。

图 1-5-9　第 7 张幻灯片

图 1-5-10　插入艺术字示意图

图 1-5-11　第 8 张幻灯片

实验 5-3　更改幻灯片外观

（1）用"页眉和页脚"对话框设置幻灯片页眉页脚。单击"插入"→"页眉页脚"按钮（或"幻灯片编号"按钮、或"日期和时间"按钮），弹出"页眉和页脚"对话框，如图 1-5-12 所示，勾选"日期和时间"复选框，选择"自动更新"单选钮，并在下方列表框中选择"年 – 月 – 日"格式，勾选"幻灯片编号"复选框，勾选"页脚"复选框并输入"东江大学"，勾选"标题幻灯片不显示"复选框，然后单击"全部应用"按钮，则除第 1 张幻灯片外，其余幻灯片的页脚处均显示当前系统日期、"东江大学"、幻灯片编号，如图 1-5-13 所示。

图 1-5-12　"页眉和页脚"对话框

图 1-5-13　幻灯片页脚设置效果

用同样的方法，可以给"备注和讲义"设置"日期和时间""页眉""页脚""页码"等内容，然后单击"视图"→"备注页"按钮，翻看设置效果。

（2）在"幻灯片母版"视图环境下设置幻灯片页眉页脚格式。单击"视图"→"幻灯片母版"按钮，进入幻灯片母版视图，可以对已经插入的页眉、页脚、页码、日期和时间等进行字体、字号、颜色等设置。在设置时，若选中第一张主题母版进行设置，则设置效果将应用到所有版式，若选中某种版式，则设置只对该版式有效。当然，在此环境下也可以插入页眉、页脚等。设置完成后，单击"视图"→"普通视图"按钮或单击"幻灯片母版"选项卡下"关闭"按钮，可以退出母版视图返回幻灯片普通视图。

（3）幻灯片版式、背景、换肤、美化的设置。单击"设计"选项卡，在功能区单击某一模板打开"全文美化"窗口，可以进行"全文换肤""智能配色""统一版式""统一字体"设置。例如：选择某一主题，将加载该模板并在右窗口预览效果，关闭窗口时，可以选择"应用并退出"，也可选择"确定"退出。当然，也可直接右击某一幻灯片，通过快捷菜单来设置当前幻灯片的背景、版式等。

实验 5-4　设置动画

（1）幻灯片切换效果设置。选中某幻灯片，如第 2 张幻灯片，单击"切换"选项卡下功能区某一切换效果，如"百叶窗"，同时，还可选择切换时的声音、持续时间、换片方式等，设置立即应用到当前幻灯片，如要应用于整个演示文稿，可以单击"应用到全部"按钮。播放幻灯片，观看设置效果。

（2）幻灯片对象动画设置。选中某幻灯片上的某个对象，如第 3 张幻灯片中标题"基本情况"，单击"动画"选项卡下的某一动画方案按钮，如"飞入"，同时，还可以设置动画开始方式、持续时间、效果选项等。还可使用"动画刷"按钮将某一对象的动画方案应用到其他对象上。播放幻灯片，观看设置效果。

（3）自定义动画路径。选中第二张幻灯片上的某一对象，如图片，在"动画"选项卡中展开功能区动画样式下拉列表，拖动滚动条显示列表尾部部分，选中某一绘制自定义路径，如"曲线"按钮，如图 1-5-14 所示，鼠标指针变成"+"形，在幻灯片上拖动鼠标点按画出一条曲线，双击完成路径绘制，播放幻灯片，观看图片沿路径运动效果。

图 1-5-14　自定义动画路径

实验 5-5　插入音频、视频与动画

（1）准备一个音频文件、一个视频文件和一个 Flash 动画文件。

（2）新建一个新的演示文稿文件，插入 3 张幻灯片。

（3）在第 1 张幻灯片插入音频：单击"插入"→"音频"→"插入音频"命令，在当前计算机上选择某一音频文件，如周华建唱的"花心 .mp3"，单击"打开"，立即在幻灯片上添加一音频图标喇叭，选定它，单击其下"音频工具"→"播放"按钮，便开始播放。也可在播放幻灯片时进行播放。

（4）在第 2 张幻灯片插入视频：单击"插入"→"视频"→"嵌入本地视频"命令，在当前计算机上选择某一视频文件，如教学视频"拉丁舞片段 .avi"，单击"打开"，立即在幻灯片上添加一视频窗口，选定它，

单击其下"视频工具"→"播放"按钮，便开始播放。也可在播放幻灯片时进行播放。

（5）在第3张幻灯片插入 Flash 动画：单击"插入"→"视频"→"Flash"命令，在当前计算机上选择某一动画视频文件，如搞笑动画"优秀员工.swf"，单击"打开"，立即在幻灯片上添加一动画视频窗口，选定它，单击其下"视频工具"→"播放"按钮，便开始播放。也可在播放幻灯片时进行播放。

最终效果如图 1-5-15 所示。

图 1-5-15　在幻灯片中插入各种媒体

四、实验操作题

制作一个就业自荐的演示文稿，并保存为：自荐报告 .dps。

操作要求：

（1）用 6~10 张幻灯片，通过文本、图片、表格、音视频等幻灯片对象模拟介绍自己的基本情况、专业背景、学习经历、就业意向、期望待遇等相关问题。

（2）使用母版添加所在学校校徽图案到所有幻灯片中。

（3）在演示文稿中，采用不同的版式和切换效果，使每张幻灯片的版式、切换效果均不同。

（4）对幻灯片中的对象进行不同动画设置，并将演示文稿设为全屏幕自动循环放映。

五、实验思考题

（1）在实验 5-2 中，若想在幻灯片中加入音视频对象，该如何实现？

（2）在实验 5-2 中，如果已添加文本、图片等对象的大小、位置不合适时，应如何设置？

（3）按照实验 5-3 方法，尝试"全文换肤""智能配色""统一版式""统一字体"各种外观统一设置效果。

（4）在实验 5-4 中，若想隐藏某一张幻灯片，应如何实现？

（5）若想打印演示文稿的内容，并且要求用一张 A4 纸打印 6 张幻灯片，应怎样设置？

实验 6　多媒体数据处理

一、实验目的

（1）学会使用各种多媒体软件解决问题。

（2）通过实验掌握多媒体信息的表达形式，如何创建各种多媒体信息，如何转换不同格式的信息，信息压缩的目的与不同格式的压缩效果。

二、实验要求

（1）掌握 Windows 中的多媒体功能。

（2）掌握 Audacity 录音及简单音频处理方法。

（3）了解图像文件的压缩效果。

（4）掌握音频视频文件的格式转换。

三、实验内容与步骤

实验 6-1　音量的控制

（1）单击任务栏上的"声音"图标，调整耳机的音量大小。

（2）右击任务栏上的"声音"图标，选择"播放设备"命令，选择播放设备（如扬声器），单击"属性"按钮，在弹出的对话框中选择"级别"选项卡，调整滑动条的值，感觉声音的变化，如图 1-6-1 所示。

有时候，无论将音箱的音量开多大，总感觉声音小，就是这里设定值太低的原因。

（3）右击任务栏上的"声音"图标，选择"录制"命令，选择录音设备（如麦克风），单击"属性"按钮，在弹出的对话框中选择"级别"选项卡，调节麦克风的音量大小，此时对着话筒说话，就会听到话筒的声音，如图 1-6-2 所示。

如果听不到话筒的声音，请检查扬声器属性的"级别"选项卡，麦克风是否被静音或声音设置太小。用 Windows 自带的"录音机"录音时声音太小，原因就在这里。

图 1-6-1　扬声器属性对话框中"级别"选项卡

图 1-6-2　麦克风属性对话框中"级别"选项卡

实验 6-2　使用 Audacity 处理音频

Audacity 是一款免费的音频处理软件，可以在 Windows、Mac OS X、Linux 等多个操作系统中使用。使用 Audacity 可以多轨录制音频文件，对音频进行剪切、复制、粘贴、混合音轨；对音频添加特效；对多种音频文件格式进行转换等。

Audacity 界面如图 1-6-3 所示，由菜单栏、录播工具栏、基本工具栏、指示器工具栏、转录工具栏、混音器工具栏、编辑工具栏、设备工具栏、选择工具栏和轨道波形显示区组成。

图 1-6-3　Audacity 界面

1. 使用 Audacity 录音

（1）启动 Audacity，在设备工具栏中设置输入设备为"麦克风"，输入声道为"立体声"，单击录播工具栏中的"录音"按钮，Audacity 将自动新建一个双声道音轨并开始录音。

（2）单击录播工具栏中的"停止"按钮，停止录音。

（3）按住【Shift】键同时，再次单击"录音"按钮，将再新建一个音轨，在新建的音轨上从头开始录音。若直接单击"录音"按钮，则在前一次录音的音轨从停止位置开始继续录音。

（4）单击录播工具栏中的"播放"按钮，可以听到两次录音的内容混在一起。

（5）执行"文件"→"保存项目"→"保存项目"命令，将录制的多轨文件保存。

（6）执行"文件"→"导出"→"导出为 MP3"命令，将文件保存为 MP3 格式。

在保存文件时应注意：Audacity 工程文件中保存的是多轨声音文件，打开 Audacity 工程文件后，各个音轨可以分别进行编辑修改、添加特效。导出的 MP3 格式文件则会将各音轨的左右声道分别混合，文件中只含左右声道的声音，不能再按原来录音的音轨编辑。

2. 导入并播放音轨

（1）启动 Audacity，执行"文件"→"导入"→"音频"命令，选择要导入的音频文件。

（2）单击录播工具栏中的"播放"按钮，从头播放导入的音轨。播放音轨时，音轨和工具栏之间出现一个向右移动的绿色三角，表示音轨播放的位置。

（3）在音轨上单击鼠标，时间轴和音轨上出现一条黑色竖线作为播放起点标志，如图1-6-4所示，单击"播放"按钮，直接跳转至该时间点开始播放音轨。

图1-6-4　设置播放起点

（4）定位好黑色竖线作为播放起点标志后，在时间轴上拖动鼠标，时间轴上出现一个两个黑色三角标志，如图1-6-5所示，单击"播放"按钮，系统播放线段之间的音轨内容。

图1-6-5　设置播放时间段

3. 音频编辑

（1）进入Audacity，导入音频文件。

（2）在音轨开始的位置拖动鼠标到最后，选择整个波形。

（3）单击工具栏中的"复制"按钮，将选择的波形复制到剪贴板。

（4）在音轨尾部的空白处单击，选择要粘贴的波形的起始位置，单击工具栏中的"粘贴"按钮，将剪贴板中的波形粘贴到指定位置。

（5）执行"视图"→"轨道大小"→"适应宽度"命令，使音轨完全显示在程序窗口中，可见复制后的全部音轨，其中粘贴的波形处于选定状态。

（6）播放音轨，可一听到音乐重复两次的效果。

（7）在音轨上保留选定波形。选择一段波形后，单击工具栏中的"修剪选定外的音频"按钮，将选择波形范围以外的部分修剪掉，此时减掉的音频部分变为空白，播放时为静音效果。

（8）选择音轨前半段的静音部分，按【Delete】键，将空白音频部分删除，后半段波形自动移动到音轨开头部分。

（9）多音轨编辑。再次导入一音频文件，此时Audacity自动将文件放置在两个音轨中。

（10）Audacity支持不同音轨分别编辑。对第二次导入的音频文件执行第（7）步操作。

（11）执行"轨道"→"对齐轨道"→"从零点开始"，将两段音频音轨在 0s 处对齐。

（12）播放音轨，可听到两个音轨混合播放效果。

（13）保存工程文件，并导出为 MP3 文件。

实验 6-3　音 / 视频文件的转换

1. 音频转换大师

音频转化大师（Audio Converter）是一款功能强大的音频转化工具，它既可在 WAV、MP3、WMA、Ogg Vorbis、RAW、VOX、CCIUT u-Law、PCM、MPC（MPEG plus/MusePack）、MP2（MPEG 1 Layer 2）、ADPCM、CCUIT A-LAW、AIFC、DSP、GSM、CCUIT G721、CCUIT G723、CCUIT G726 格式之间互相转化，也同时支持同一种音频格式在不同压缩率间的转化。典型应用如 WAV 转化为 MP3，MP3 转化为 WAV、WAV 转化为 WMA、WMA 转化为 WAV、MP3 转化为 WMA、WMA 转化为 MP3、WAV 压缩、MP3 压缩、WMA 压缩等。

将 WAV 格式的音频文件转换成 MP3 格式的音频文件，操作步骤如下：

（1）启动 AUDIO CONVERTER 软件，如图 1-6-6 所示。

（2）单击"新增"按钮，添加需要被转换的文件。

（3）在"转化为"处设置输出的音频文件格式，如默认的"MP3"。

（4）在"输出文件夹"处设置转换后的音频文件存储目录。

（5）单击"立刻转化"按钮开始转化，转化过程中显示转化进度。

2. 音乐 CD 抓轨大师

CD 光盘在资源管理器中显示为扩展名 CDA 的文件，CDA 并不是音频信息而是 CD 轨道检索信息无法直接复制到计算机。

音乐 CD 抓轨大师（AUDIO CD RIPPER）是一款将音乐 CD 转化为 MP3、WAV、WMA、OGG 音频格式的软件，以使用户能将 CD 上的音乐永久地保存到计算机硬盘或复制到 MP3 播放器上。并在转化过程中最大程度地保留原 CD 的音质。

（1）启动 AUDIO CD RIPPER 软件，如图 1-6-7 所示。

图 1-6-6　"音频转换大师"界面

图 1-6-7　"音乐 CD 抓轨大师"界面

（2）将喜欢的 CD 插入光驱，选择"光驱"。

（3）设置"输出格式"，默认为"MP3"。

（4）设置"输出目录"。

（5）单击"现在导出"按钮完成转换任务。

3. 视频转换大师

视频转换大师（Winmpg Video Convert）为视频格式文件转换提供了终极解决方案，它能读取各种视频和音频文件，并将它们快速转换为流行的媒体文件格式。拥有非常漂亮友好的界面，它几乎涵盖了所有流行的影音多媒体文件格式，包括 AVI、MPG、RM、RMVB、3GP、MP4、AMV、MPEG、MPEG1、MPEG2、MPEG4、VCD、SVCD、DVD、XVID、DivX、ASF、WMV、SWF、IPOD、PSP、GIF、MJPEG、QuickTime、MOV、FLV、MKV、DV 以及所有的音频格式。

将任意视频格式的文件转换成手机支持的格式之一：3GP，利用视频转换大师的操作步骤如下：

（1）启动 WINMPG VIDEO CONVERT 软件，如图 1-6-8 所示。

（2）选择"ALL"→"3GP"或者"更多"命令，打开如图 1-6-9 所示的界面。

（3）单击"源文件"右侧的文件夹图标，选择对应需要转换的视频文件。

（4）单击"目标文件来"右侧的文件夹图标，选择该文件转换后保存的目录。

（5）单击"转换"按钮，开始转换，显示转换进度及文件大小，转换后的文件与原文件同名，扩展名为 .3gp。

图 1-6-8　"视频转换大师"主界面

图 1-6-9　"视频转换大师"操作界面

4. 格式工厂

格式工厂（Format Factory）是一款多功能的多媒体格式转换软件，适用于 Windows，可以实现大多数视频、音频以及图像之不同格式之间的相互转换。转换后可以具有文件输出配置，增添数字水印等功能。它支持转换几乎所有主流的多媒体文件格式，包括视频文件 MP4、AVI、3GP、WMV、MKV、VOB、MOV、FLV、SWF、GIF；音频文件 MP3、WMA、FLAC、AAC、MMF、AMR、M4A、M4R、OGG、MP2、WAV、WavPack；图像文件 JPG、PNG、ICO、BMP、GIF、TIF、PCX、TGA 等。

（1）启动 Format Factory，如图 1-6-10 所示。

图 1-6-10　格式工厂软件主界面

（2）在左侧选择转换视频、音频还是图片，并选择具体的目标格式，如转换音频，选择"所有转到MP4"。

（3）在弹出的对话框中添加要转换的文件、设置输出配置和输出文件夹，可以同时添加多个文件或者文件夹进行转换，如图 1-6-11 所示。

（4）添加完文件并设置好输出配置后，单击"确定"按钮返回主界面，单击顶部"开始"按钮，开始转换，显示转换进度、文件大小和路径及名称。

图 1-6-11　格式工厂添加文件和配置的对话框

实验 6-4　图片素材的加工

在设计和开发多媒体软件时，图片是应用最多的素材之一，但无论是从网上下载的图片，还是通过扫描、数码照相机等仪器或屏幕截取的方法获得的图片，大多需要进行二次加工才能使用。对于图片的简单处理，一般只要求会调整图片的大小、剪切图像、切换格式、添加文字等操作，就可以初步满足平常课件设计过程中的图片开发需要。下面介绍屏幕截取以及对图片加工的方法。

1. 屏幕截取、录屏

（1）截取全屏幕及活动窗口。使用键盘中的【Print Screen】键实现全屏截图，也就是可以截取所看到的显示器所有界面；使用【Alt+Print Screen】组合键实现处于活动窗口的截图；打开计算机画图工具（选择"开始"→"画图"命令）；粘贴图片（按【Ctrl+V】组合键）；保存图片（选择"文件"→"保存"命令）；截取图片也可以直接按【Ctrl+V】组合键粘贴至 Word 等文字编辑工具中。

（2）选择区域截图；启用 Window 自带的截图工具，如图 1-6-12 所示；单击"新建"按钮，拖动鼠标选定截图区域；按照步骤（1）粘贴至画图工具保存图片或直接粘贴至文字编辑工具。

（3）可以使用 oCam、Snagit 等软件进行录屏等。打开 oCam，如图 1-6-13 所示；拖动绿色方框选定录屏区域；单击红色"录制"按钮开始录制。录制结束后单击"打开"命令，即可打开录制的文件，录制文件默认保存为 MP4 格式，并以录制时间命名。

图 1-6-12　Window 自带的截图工具界面

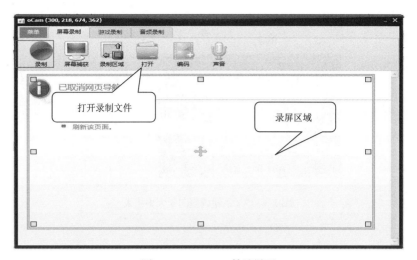

图 1-6-13 oCam 软件界面

2. 调整图片大小

（1）打开画图工具及要编辑的图片。

打开画图程序；选择"文件"→"打开"命令，在文件夹中选择要编辑的图片，图 1-6-14 所示是选择要编辑的图片后的结果。

图 1-6-14 编辑图片

（2）单击"重新调整大小"按钮 ，如图 1-6-15 所示。在调整大小和扭曲对话框中，如图 1-6-16 所示，拉伸选项中输入 <100 的数，则图像将按比例缩小；输入 >100 的数，则图像将按比例放大。拉伸后的图片如图 1-6-17 所示。实际上，全选图像后，单击右下角拖动图像就可以缩放图像。

图 1-6-15 重新调整图片大小操作

图 1-6-16 重新调整图片大小设置

图 1-6-17　重新调整图片大小结果

（3）保存图片。

3. 剪切图片

剪切图片时首先也要打开画图程序及要编辑的图片；选择绘图面板的选择工具下的"矩形选择"命令（见图 1-6-18 中用红框标记的工具），在图片中选择要切割的区域；单击所选区域，将其移动到画布中间，如图 1-6-19 所示。

图 1-6-18　选择图片切割部分　　　　　图 1-6-19　移动切割部分图片

4. 调整图片的格式

（1）打开要编辑的图片。

（2）选择"文件"→"另存为"命令，选择要保存的格式，单击"保存"按钮保存，即可完成格式转化，格式选择如图 1-6-20 所示。

图 1-6-20　格式选择

5. 添加文字

（1）选择绘图面板的文字工具，在画布上画出文本区域，同时在文字控制栏中选择字体、字号和文字特殊格式，如图 1-6-21 所示。

（2）在文本框中输入文字，如图 1-6-22 所示。完成文字输入后保存文件即可。

图 1-6-21　字体设置　　　　　　　　　　图 1-6-22　输入文字

四、实验操作题

（1）使用 Audacity 录制一首小诗，分别保存为 WAV、MP3、WMA 格式的文件，比较几种格式文件的大小。为录制的诗歌添加背景音乐，合成制作配乐诗歌。

（2）视频转换大师也可以对音频、视频进行转换，方法与用"格式工厂"进行视频转换相似，学生可自行练习使用。

实验 7　Internet 应用技术基础实验

一、实验目的

（1）掌握常用浏览器软件的使用方法。
（2）掌握网络信息的搜索方法。
（3）掌握免费电子邮箱的使用方法。
（4）掌握常用电子邮件软件的使用方法。

二、实验要求

学会利用 QQ 邮箱，通过浏览器或电子邮件软件收发电子邮件。学会使用浏览器通过常用的搜索引擎在 Internet 中搜索相关信息。

三、实验内容与步骤

使用 Internet Explorer（以下简称 IE）通过 www.baidu.com 搜索"中国健康管理协会"网址，访问该网站中有关健康管理的网页，并将健康管理的网页保存成 .mht 文件。使用一个 QQ 邮箱，使用 Windows Live Mail 通过该电子邮箱将以上保存的健康管理网页作为附件发送到教师指定的电子邮箱中。

1. 打开 Internet Explorer

打开 IE 通常有两种方式：一是通过双击桌面上的 IE 图标，二是通过单击"开始"菜单中 IE 图标或选择"开始"→"所有程序"→ Internet Explorer 命令。

2. 通过 http://www.baidu.com 搜索"中国健康管理协会"网址，并访问健康管理相关网页

在 IE 的地址栏中输入 www.baidu.com（URL 前面协议部分的 http:// 可以不输入），按【Enter】键，IE 将显示百度搜索引擎的主页。

在搜索栏中输入"中国健康管理协会"，按【Enter】键或单击页面上的"百度一下"按钮，百度搜索引擎将显示出搜索的结果，如图 1-7-1 所示。

图 1-7-1　搜索结果

在结果中单击"中国健康管理协会"超链接，IE 将弹出中国健康管理协会的主页面。
在中国健康管理协会主页面中单击"健康管理"超链接，IE 将显示"健康管理"的相关网页，如图 1-7-2 所示。

3. 保存健康管理相关网页

选择"文件"→"另存为"命令，弹出"保存网页"对话框，选择保存目录，输入文件名，选择保存类型为"Web 档案，单个文件（*.mht）"，单击"保存"按钮。

4. 打开 Windows Live Mail

安装 Windows Live Mail，在 Windows 桌面上选择"开始"→"所有程序"→ Windows Live Mail 命令，如图 1-7-3 所示。这是一个快速视图窗口，因为还没有设置邮箱的有关参数，所以没有收件箱等信息。

图 1-7-2 "健康管理"相关网页

图 1-7-3 Windows Live Mail 初始界面

5. 在 Windows Live Mail 中设置电子邮箱

（1）在图 1-7-3 中，单击"添加电子邮件账户"按钮，弹出 Windows Live Mail 对话框，要求添加用户的电子邮件账户，按图 1-7-4 所示进行设置（QQ 邮箱申请见主教材，这里使用已申请的 studentofcsu@qq.com 邮箱）。

（2）单击"下一步"按钮，弹出配置服务器设置的对话框，按图 1-7-5 所示的要求进行设置。

图 1-7-4 添加电子邮箱账户

图 1-7-5 配置服务器设置

（3）单击"下一步"按钮，提示完成电子邮件账户添加工作，单击"完成"按钮。

很多免费电子邮件网站在用户使用 Windows Live Mail 发送电子邮件时需要进行身份验证，因此对于添加的电子邮箱必须设置相关选项才能正常地使用 Windows Live Mail 来发送电子邮件，在图 1-7-5 中已经设置。

通过上面的设置，即可使用 studentofcsu@qq.com 在 Windows Live Mail 中发送、接收邮件。

Windows Live Mail 支持多邮箱的邮件收发，只要做好每个邮箱的服务器配置，即可将其添加到 Windows Live Mail 客户端中。

6. 使用 Windows Live Mail 收发电子邮件

在图 1-7-6 中，单击 Windows Live Mail 工具栏中的"同步"按钮，Windows Live Mail 将从邮件服务器

接收新收到的电子邮件，并通过发送服务器发送新撰写的电子邮件。

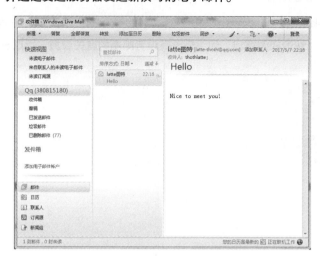

图 1-7-6　Windows Live Mail 收件箱界面

在图 1-7-6 中，单击 Windows Live Mail 工具栏中的"新建"下拉按钮，选择"电子邮件"命令，Windows Live Mail 将建立一封新的电子邮件。

在新邮件中的"收件人"一栏中输入教师所给的电子邮件地址，在"主题"一栏中输入自己的学号和姓名（标题栏中的"新邮件"字样被替换成主题内容，也就是输入的学号与姓名），在正文部分输入"健康管理网页"，如图 1-7-7 所示。

图 1-7-7　发送新邮件示例

单击工具栏中的"附加文件"按钮，在弹出的"打开"对话框中选择之前保存的健康管理网页文件，单击"打开"按钮完成附件的添加。

单击"发送"按钮，Windows Live Mail 将把该邮件存储到发件箱中，在默认情况下该邮件将被立刻发送。

四、实验思考题

（1）如何通过搜索引擎搜索音乐、图片、视频等信息？

（2）如何通过收藏夹和访问历史有效地使用 IE？

（3）在多人共用的计算机中，如何使用 Windows Live Mail 为自己设立专门的标识和账户？

实验 8　Windows 环境下局域网的构建

一、实验目的

（1）掌握局域网的基本知识。
（2）掌握组建小型局域网的基本技术和基本方法。

二、实验要求

学会使用小型交换机或集线器建立小型局域网，学会使用压线钳、测线器制作连接PC与交换机（或集线器）的双绞线，学会在 Windows 环境下设置网卡相关属性。

三、实验内容与步骤

使用压线钳、测线器（见图1-8-1）制作两根直通双绞线，使用这两根双绞线将两台PC与小型交换机相连，在 Windows 下为两台 PC 中的网卡设置网络通信协议并建立两台 PC 之间的文件共享。

图 1-8-1　测线器、双绞线、水晶头、压线钳

1. 使用压线钳、测线器制作两根直通双绞线

使用压线钳剪切两根 1～2 m（长度根据需要确定）的双绞线，使用压线钳的剥线部位将这两根双绞线两端的保护套剥去大约 2～3 cm。

将双绞线一端内部的 8 根线芯按照"橙白、橙、绿白、蓝、蓝白、绿、棕白、棕"的顺序排列整齐，使用压线钳修剪排列好的导线，使所有导线前端平齐，在修剪时应注意保护套外剩余的导线长度应在 1.2 cm 左右（见图1-8-2），修剪时应用左手拇指和食指捏紧导线，以避免在修剪后导线错位。

图 1-8-2　修剪后的导线

取一个水晶头，将水晶头正面向上用右手拇指和食指捏住，将修剪好的导线从水晶头尾部插入水晶头，在插入的过程中每根导线应插入到对应的通道，并尽量将导线插入到最前端，如图1-8-3所示。

将插入导线的水晶头放入压线钳的卡口中,使用压线钳将水晶头中的刀片压入导线中,如图1-8-4所示。这样就完成了一端水晶头的安装。

图1-8-3 将导线插入水晶头

图1-8-4 使用压线钳将刀片压入导线中

使用同样的方法将双绞线的另一端安装上水晶头,将双绞线两端的水晶头接入测线器,打开测线器检测双绞线中的8根导线传输数据是否通畅,如图1-8-5所示。如果不通畅必须将两端水晶头剪掉重新安装水晶头。

2. 使用两根双绞线将两台PC连接到小型交换机

将双绞线的一端水晶头插入小型交换机的一个RJ-45接口中,将双绞线另一端的水晶头插入PC网卡上的RJ-45接口中,如图1-8-6所示,接通PC和交换机的电源,交换机上插入水晶头的端口指示灯亮或闪动即表示PC与交换机连接成功。

图1-8-5 使用测线器测试双绞线

图1-8-6 将双绞线接入交换机的RJ-45接口

3. 在PC中为网卡配置相关的通信协议与服务

右击桌面上的"此电脑"图标,在弹出菜单中选择"管理"命令,打开"计算机管理"窗口,在"设备管理器"窗口中查看PC的网卡是否被正确安装,如图1-8-7所示。如果没有被正确安装,需要重新安装网卡的驱动程序或更换网卡并重新安装驱动程序。

确定网卡正确安装后,关闭"计算机管理"窗口。右击桌面上的"网络"图标,在弹出菜单中选择"属性"命令,打开"网络和共享中心"窗口,如图1-8-8所示。

图1-8-7 "计算机管理"窗口

第 1 篇　医学计算机应用基础实验

实验 9　常用医学数据库的访问

一、实验目的

了解常用生物医学数据库 PubMed 的访问方法。

二、实验要求

通过学习访问 PubMed 数据库，能够在 PubMed 数据库中搜索所需要的文档。

三、实验内容与步骤

MEDLINE 是当今世界上最权威的文摘类医学文献数据库之一，1996 年起向公众开放。PubMed 是一个免费的 MEDLINE 数据库，由美国国家医学图书馆下设的美国生物技术信息中心（NCBI）创建，提供生物医学和健康科学领域的文献搜索服务。具有收录范围广、内容全、检索途径多、检索体系完备等特点，可以免费提供题录和文摘，可提供原文的网址链接（部分免费获取）。

1. 访问 PubMed 数据库

打开浏览器，在地址栏中输入 http://www.ncbi.nlm.nih.gov/pubmed，按【Enter】键，浏览器将显示 PubMed 数据库首页，如图 1-9-1 所示。页面最下端应显示新型冠状病毒（COVID-19）信息，篇幅关系未显示。

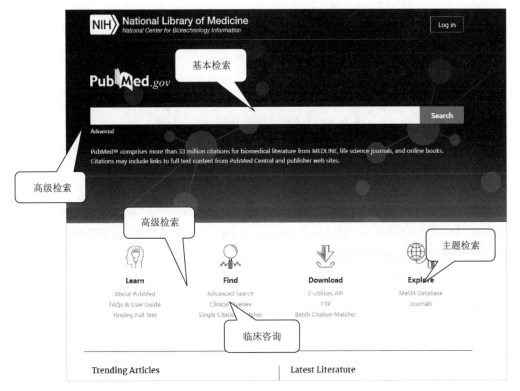

图 1-9-1　PubMed 主页

2. 简单检索

在基本检索对话框中输入"Biology"的信息，单击"Search"按钮，PubMed 将返回所有与"Biology"相关的文档列表，如图 1-9-2 所示。

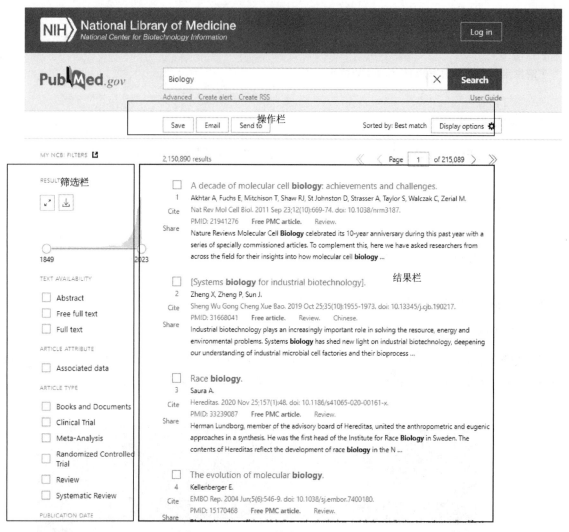

图 1-9-2　PubMed 搜索"Biology"的结果

基本检索完成后，可以通过左侧筛选栏进行限制，在结果栏勾选感兴趣的文献，然后在操作栏保存结果。

3. 下载文档

（1）在图 1-9-2 中，选定所需要的文献，单击操作栏的"Send to"按钮，在弹出的对话框中选择"Clipboard"，在弹出的对话框中单击"Goto the Clipboard page"，可以在弹出的剪贴板页面看到检索出的文献，单击文献链接，即可查看到文献的相关信息。

（2）在图 1-9-2 中，选定所需要的文献，单击操作栏的"Save"按钮，可以将文献信息保存到文件中。

4. 高级检索

除了以上的基本搜索方式外，PubMed 还提供了高级搜索功能。在图 1-9-1 的 PubMed 主页上单击"高级检索"链接，将进入如图 1-9-3 所示的高级检索页面，在高级检索页面需要先创建检索表达式才能进行检索。高级检索页面，可以输入和选择多种条件，从而更加精确地搜索到需要的文档。在"字段选项"选择字段后，可以在其右侧输入对应的检索条件,选择"AND"按钮的逻辑运算符后,添加新的检索条件,重复进行即可完成检索表达式的创建,并将其显示在"检索表达式"框内,单击"Search"按钮可以显示检索结果。

图 1-9-3　PubMed 高级搜索页面

四、实验操作题

完成慢性肾衰竭的药物治疗（chronic renal failure,drug therapy）的文献检索。

实验 10　医学动画设计技术基础实验

学生要掌握 Flash 矢量图形编辑和动画创作的技术，首先要从 Flash 基本操作入手，通过对其各种知识点与技能点的上机实验，领会 Flash 动画制作的要领、方法与精髓，再将这种计算机动画创作技术与医学专业结合，模拟表达医学领域中生动的医学现象，达到学为所用的目的。

一、实验目的

（1）掌握 Flash 文件操作（启动，退出，文件的打开、保存和设置文档属性）。
（2）掌握工具栏中各种工具的使用方法和技巧，以及如何利用各种工具绘制矢量图形。
（3）掌握时间轴上图层与帧的使用。
（4）掌握制作图形元件和影片剪辑元件的方法。
（5）掌握逐帧动画、补间动画的制作方法和技巧。
（6）掌握运动引导层和遮照层的使用。
（7）熟悉"属性"面板、"库"面板和"颜色"面板等常用面板的使用方法。
（8）掌握按钮元件的制作方法与技巧。
（9）掌握交互动画的制作。
（10）掌握常用的动作代码。
（11）熟悉音频和视频设置。

二、实验要求

（1）通过具体实例操作学习逐帧动画、补间动画、引导路径动画和遮照动画的制作方法和技巧。学习创建图形元件和影片剪辑元件的方法。学习设置对象属性、文档属性。学习时间轴上图层的使用与帧的控制。熟练掌握 Flash 的各种基本操作。
（2）通过具体实例操作学习交互动画的制作和按钮元件在交互动画中的应用。通过交互动画的制作，进一步掌握各种动作代码对动画播放的控制。灵活运用各种技巧，制作出复杂的动画。

三、实验内容与步骤

实验 10-1　用四张肺循环的图片制作肺循环的动画

本实验是一个逐帧动画，要求掌握导入图片以及设置图片属性的方法；掌握关键帧动画制作的技巧。
操作步骤：
（1）按【Ctrl+N】组合键新建一个动画。
（2）按【Ctrl+Shift+O】组合键（对应"文件"→"导入"命令），弹出"导入"对话框，选择图片"肺循环 1.bmp"，单击"打开"按钮，将图片导入第 1 帧。
（3）单击第 3 帧，并按【F6】键插入关键帧，按【Delete】键删除延续的第 1 帧图片。重复上一步导入图片"肺循环 2.bmp"到第 3 帧上。
（4）使用上一步的方法分别将图片"肺循环 3.bmp"和"肺循环 4.bmp"导入到第 5 帧和第 7 帧上。
（5）选择第 1 帧上的对象，按【Ctrl+F3】组合键打开"属性"面板，设置 X、Y 的值为 10、10。

（6）使用上一步的方法分别设置第 3、5、7 帧上的对象的 X、Y 的值都为 10、10。这样四个帧的对象就完全重合，如图 1-10-1 所示。

（7）按【Ctrl+S】组合键保存动画。

（8）按【Ctrl+Enter】组合键预览动画。

实验 10-2　文字形变动画

本实验是一个形变补间动画的实例。要求掌握文本编辑的方法；掌握形变动画的制作技巧。

操作步骤：

（1）按【Ctrl+N】组合键新建一个 Flash 文档。

（2）单击工具栏中的"文本工具"按钮，在"属性"面板中选择静态文本，"属性"面板设置如图 1-10-2 所示。

图 1-10-1　肺循环

（3）单击"图层 1"层的第 1 帧，在舞台中间输入"医"字，在时间轴第 10 帧按快捷键【F7】插入空白关键帧，在舞台中间输入"学"字。

（4）重复第（3）步的方法，依次在第 20 帧、第 30 帧、第 40 帧处分别插入空白关键帧，并依次输入"动""画""医学动画"。并将各帧中的对象放在舞台中间。

（5）依次将各个关键帧时间点对应的舞台上文字打散，并在每两个关键帧之间创建补间形状动画，如图 1-10-3 所示。

（6）按【Ctrl+S】组合键，对动画进行保存。

（7）按【Ctrl+Enter】组合键，对动画进行预览。

图 1-10-2　"属性"面板

图 1-10-3　创建补间形状动画

实验 10-3　引导层动画——细胞旋转

本实验是一个引导层动画，要求掌握图形元件的制作方法；掌握引导层动画制作的技巧，熟悉引导线的使用方法。

操作步骤：

（1）按【Ctrl+N】组合键新建一个动画。

（2）按【Ctrl+Shift+O】组合键，导入图片"细胞.jpg"，按【F8】键，将位图转换成图形元件。

（3）单击第 20 帧，按【F6】键插入关键帧。

（4）右击"图层 1"，在弹出的快捷菜单中选择"增加传统运动引导层"命令，为"图层 1"增加引导层。

（5）选择"椭圆工具"，设置笔触颜色为红色，无填充色，按【Shift】键的同时在画板上拖动鼠标绘制正圆。

（6）选择"橡皮擦工具"，为正圆擦出一个缺口，如图1-10-4所示。

（7）单击"图层2"的第20帧，按【F5】键插入帧。

（8）单击"图层1"的第1帧，使用"选择工具"拖动舞台上的元件使其中心点位于缺口的上端。

（9）单击"图层1"的第20帧，使用"选择工具"拖动舞台上的元件使其中心点位于缺口的下端。

图1-10-4 擦出一个出口

（10）右击"图层1"的第1帧，在弹出的快捷菜单中选择"创建传统补间"命令。提示：此时播放动画，引导层路径不显示。如果要显示元件的运动路径，可以继续以下操作。

（11）单击引导层的第1帧，单击舞台上的正圆，按【Ctrl+C】组合键进行复制操作。

（12）增加"图层3"，单击层的灰色区域，将此层移动到最下层，单击"图层3"的第1帧，按【Ctrl+Shift+V】组合键进行原位粘贴，单击第20帧，按【F5】键插入帧。动画的时间轴显示如图1-10-5所示。

（13）按【Ctrl+S】组合键保存动画。

（14）按【Ctrl+Enter】组合键预览动画。

图1-10-5 时间轴面板

实验10-4 遮罩动画——禽流感病毒

本实验是一个遮罩动画的实例。要求掌握遮罩图层的创建方法。

操作步骤：

（1）按【Ctrl+N】组合键新建一个Flash文档。

（2）选择"文件"→"导入到库"命令，同时选择图片"v1.jpg""v2.jpg""v3.jpg"，将其导入到"库"面板中。

（3）按【Ctrl+F8】组合键，创建图形元件"元件1"，在元件编辑窗口，从库中分别拖入三个位图，并使用"任意变形工具"调整位图，尺寸相同，横向并排排列。

（4）返回"场景1"，从库中拖入"元件1"位于舞台左侧，单击第20帧，按【F6】键插入关键帧，按住【Shift】键，同时拖动"元件1"到舞台右侧。

（5）右击"图层1"的第1帧，在弹出的快捷菜单中选择"创建传统补间"命令。

（6）增加"图层2"，使用"文本工具"输入文本"新型冠状病毒"，设置属性为"静态文本，黑体，100号，黑色，加粗"。

（7）单击"图层2"的第20帧，按【F5】键插入帧。

（8）右击"图层2"，在弹出的快捷菜单中选择"遮照层"命令，舞台上的对象如图1-10-6所示。

图1-10-6 遮罩效果

（9）按【Ctrl+S】组合键，对动画进行保存。

（10）按【Ctrl+Enter】组合键，对动画进行预览。

实验 10-5 交互动画——鼠标跟随

本实验是一个对象跟随鼠标移动的动画实例。要求掌握这种交互动画的创建方法。

操作步骤：

（1）按【Ctrl+N】组合键新建一个动画。

（2）选择"文件"→"导入到库"命令，导入图片"细菌.jpg"。

（3）按【Ctrl+F8】组合键，创建影片剪辑元件"放大镜"。

（4）返回"场景1"，按【F11】键打开库，将图片"细菌"和影片剪辑元件"放大镜"拖入舞台。在"属性"面板中设置影片剪辑名为"fdj"，如图1-10-7所示。

图 1-10-7 第 1 帧舞台

（5）选择"图层1"的第1帧，按【F9】键打开"动作"面板，设置代码如下：

```
Startdrag("fdj" , true);
```

（6）按【Ctrl+S】组合键保存动画。

（7）按【Ctrl+Enter】组合键预览动画。

实验 10-6 按钮中加入声音动画——正常心音

本实验是对一个声音对象操作的动画实例。要求掌握声音文件的处理方法。

操作步骤：

（1）按【Ctrl+N】组合键新建一个动画。

（2）选择"文件"→"导入到库"命令，导入心跳的声音。

（3）新建"图形元件1"，导入图片"心脏.JPG"。

（4）新建按钮元件"按钮1"，在弹起帧处画一个椭圆并添加文字"正常心音"；在按下状态处插入关键帧，并将库中的心脏跳动声音文件拖入舞台添加到该关键帧上，如图1-10-8所示。

（5）回到场景1，按【F11】键打开"库"面板，分别将"图形元件1"和"按钮1"拖入舞台，位置如图1-10-9所示。

图 1-10-8 按钮元件

图 1-10-9 舞台第 1 帧

（6）右击按钮1，在弹出的快捷菜单中选择"动作"命令，在"动作"面板中加入如下命令。

```
on(rollOut) {
    stopAllSounds(); }
```

（7）选择"图层1"的第6帧，按【F6】键插入关键帧，使用"任意变形工具"放大图形元件1，并用"任意变形工具"向左旋转"图形元件 1"约 15 度，使心跳的第 2 个脉冲显示。

（8）选择"图层 1"的第 14 帧，按【F6】键插入关键帧，使用"任意变形工具"向右旋转元件 1 约 15 度，缩小"图形元件 1"，使心跳的第 3 个脉冲显示。

（9）选择"图层 1"的第 18 帧，按【F6】键插入关键帧，使用"任意变形工具"向右旋转元件 1 约 15 度，放大"图形元件 1"，使心跳的第 4 个脉冲显示。

（10）选择图层 1 的第 26 帧，按【F6】键插入关键帧，使用任意变形工具向左转元件 1 约 15 度，缩小图形元件 1，使心跳的第 5 个脉冲显示。

（11）选择"图层 1"的第 30 帧，按【F6】键插入关键帧，使用"任意变形工具"向左旋转元件 1 约 15 度，放大"图形元件 1"，使心跳的第 6 个脉冲显示。

（12）选择"图层 1"的第 38 帧，按【F6】键插入关键帧，使用"任意变形工具"向右旋转元件 1 约 15 度，缩小"图形元件 1"，使心跳的第 7 个脉冲显示。

（13）选择"图层 1"的第 43 帧，按【F6】键插入关键帧，使用"任意变形工具"向右旋转元件 1 约 15 度，放大"图形元件 1"，使心跳的第 7 个脉冲显示。

（14）选择"图层 1"的第 45 帧，按【F5】键插入帧。

（15）按【Ctrl+S】组合键保存动画。

（16）按【Ctrl+Enter】组合键预览动画。

实验 10-7 技能提高操作——呼吸系统放大

本实验是一个遮罩动画，要求掌握图形元件的制作方法及遮罩动画制作的技巧，达到艺术效果。

操作步骤：

（1）按【Ctrl+N】组合键新建一个动画。

（2）将"图层 1"改名为"小"，按【Ctrl+Shift+O】组合键，导入图片"呼吸系统（小）.gif"，按【F8】键将其转换为图形元件。

（3）单击第 70 帧，按【F5】键插入帧。

（4）增加新图层"大"，按【Ctrl+Shift+O】组合键，导入图片"呼吸系统（大）.gif"，按【F8】键将其转换为图形元件，位置与小图片重合。

（5）按【Ctrl+F8】组合键，创建图形元件"圆"。选择"椭圆工具"，无线条，填充色为黑色，在画板上按【Shift】键的同时拖动鼠标绘制圆形。

（6）在场景 1 中，增加新图层"圆"，单击第 1 帧，按【F6】键插入关键帧，将"圆"元件从库中拖入，位置如图 1-10-10 所示。

（7）分别在第 13、15、28、30、43、45、58、60 和 70 帧插入关键帧，每帧中的元件位置做相应变化。

（8）分别在第 1、15、30、45 和 60 帧，设置补间为"创建传统补间"。

（9）在图层"圆"上右击，在弹出的快捷菜单中选择"遮罩层"命令。

（10）按【Ctrl+F8】组合键，创建图形元件"放大镜"。选择"椭圆工具"，黑色线条，无填充色，在画板上按【Shift】键的同时拖动鼠标绘制圆形，大小与"圆"元件相同；选择"线条工具"，设置线条宽度属性为 7，绘制直线，再通过整形操作变换为曲线，如图 1-10-11 所示。

（11）在"场景 1"中增加新图层"放大镜"，分别在 1、13、15、28、30、43、45、58、60 和 70 帧插入关键帧，每个关键帧中的对象是"放大镜"元件，位置与遮照层中"圆"元件重合。

（12）分别在第 1、15、30、45 和 60 帧，设置补间为"创建传统补间"。时间轴显示如图 1-10-12 所示。

（13）按【Ctrl+S】组合键保存动画。

图 1-10-10　舞台第 1 帧　　　　　图 1-10-11　放大镜元件

（14）按【Ctrl+Enter】组合键预览动画。

图 1-10-12　时间轴面板

实验 10-8　技能提高操作——中药百草园

本实验是利用图片制作按钮元件，利用按钮动作代码进行关键帧的跳转，从而进行动画播放。要求掌握按钮元件制作方法及为按钮添加动作代码的方法。

操作步骤：

（1）按【Ctrl+N】组合键新建一个动画。

（2）按【Ctrl+F8】组合键创建一个按钮元件"枸杞"，在元件的编辑窗口导入图片"枸杞"制作一个图形按钮。

（3）按【Ctrl+F8】组合键创建一个按钮元件"乌头"，在元件的编辑窗口导入图片"乌头"制作一个图形按钮。

（4）按【Ctrl+F8】组合键创建一个按钮元件"仙灵脾"，在元件的编辑窗口导入图片"仙灵脾"制作一个图形按钮，如图 1-10-13 所示。

（5）在"场景 1"的第 1 帧分别输入静态文本，文本内容如图 1-10-14 所示。

（6）按【F11】键打开库，分别将三个按钮拖入舞台，放置位置如图 1-10-14 所示。

（7）分别单击三个按钮元件，按【F9】键打开"动作"面板，设置代码如下：

"枸杞"按钮代码：

```
on(release) {
    gotoAndStop(5);
}
```

"乌头"按钮代码：

```
on(release) {
    gotoAndStop(10);
}
```

"仙灵脾"按钮代码：

```
on(release) {
    gotoAndStop(15);
}
```

（8）单击第 5 帧，按【F6】键插入关键帧，导入图片"枸杞.jpg"。

图1-10-13 图形按钮元件

图1-10-14 舞台第1帧

（9）单击第10帧，按【F6】键插入关键帧，导入图片"乌头.jpg"。

（10）单击第15帧，按【F6】键插入关键帧，导入图片"仙灵脾.jpg"。

（11）单击第5帧，从公用库中拖入按钮元件，如图1-10-15所示，按【F9】键打开"动作"面板，设置代码如下：

```
on(release) {
    gotoAndStop(1);
}
```

（12）在第10、15帧处重复第（11）步操作，如图1-10-16和图1-10-17所示。

图1-10-15 第5帧舞台　　　　图1-10-16 第10帧舞台　　　　图1-10-17 第15帧舞台

（13）单击第1帧，按【F9】键打开"动作"面板，设置代码如下：

```
Stop();
```

（14）按【Ctrl+S】组合键保存动画。

（15）按【Ctrl+Enter】组合键预览动画。

实验10-9　技能提高操作——病原体图片展示

本实验是一个遮罩交互动画的实例，要求掌握遮罩动画的创建方法，按钮交互控制遮罩动画的播放方法。

操作步骤：

（1）按【Ctrl+N】组合键新建一个Flash文档。

（2）选择"文件"→"导入到库"命令，同时选择图片"繁殖病原.jpg""流行性感冒病原.jpg"和"烟草野火病原.jpg"，将其导入到"库"面板中。

（3）在"场景1"中，从库中拖出上步导入的三张图片位于舞台中间，并使用"任意变形工具"调整位图，尺寸相同，横向并排排列，如图1-10-18所示。

（4）增加"图层2"，单击第1帧，选择"圆形工具"，在舞台上图片左侧画一个实心圆；再单击第30帧，将此圆拖到舞台上图片右侧，创建传统补间动画。

图 1-10-18　舞台上放置的三个病原体图片

（5）右击"图层 2"，在弹出的快捷菜单中选择"遮罩层"命令。

（6）增加"图层 3"，单击第 1 帧，使用"文本工具"输入静态文本"病原体图片展示"，在第 30 帧处插入一般帧。

（7）增加"图层 4"，单击第 1 帧，打开公用库拖入舞台上两个按钮，并在两个按钮右侧分别输入 play（播放）和 stop（停止）。舞台布局如图 1-10-19 所示。

（8）分别选择舞台上的两个按钮元件，按【F9】键打开"动作"面板，分别设置代码如下：

play 按钮代码：on (release) {play();}
stop 按钮代码：on (release) {Stop();}

图 1-10-19　舞台上的对象布局

（9）单击"图层 2"的第 1 帧，按【F9】键打开"动作"面板，设置代码：

Stop();

（10）按【Ctrl+S】组合键，对动画进行保存。

（11）按【Ctrl+Enter】组合键，对动画进行预览。

实验 10-10　技能提高操作——人体内分泌腺

本实验是利用按钮动作代码进行关键帧的跳转，从而进行动画播放。要求掌握按钮元件制作方法及为按钮添加动作代码的方法。

操作步骤：

（1）按【Ctrl+N】组合键，新建一个 Flash 文档。

（2）按【Ctrl+Shift+O】组合键，导入图片"人体.jpg"。

（3）按【Ctrl+B】组合键分离对象，选择"套索工具"，设置选形区为魔术棒，单击分离对象的白色区域，按【Delete】键删除。

（4）选择"文本工具"，添加文本"人体内分泌腺"，设置属性"静态文本，隶书，40 号"。

（5）按【Ctrl+F8】组合键创建一个图形元件"元件 11"，在元件的编辑窗口，选择"文本工具"，添加文本 Hypothalamus 和 1；选择"椭圆工具"，属性设置"笔触颜色为蓝色，无填充"，绘制正圆。将文本"1"放入圆中，如图 1-10-20 所示。

（6）在"库"面板中，右击"元件 11"，在弹出的快捷菜单中选择"复制"命令，命名为"元件 12"，双击"元件 12"，在其编辑窗口中，选择文本，在"属性"面板中改变文本颜色为红色；选择"墨水瓶工具"，属性设置"笔触颜色为红色"，改变圆的线条颜色。

（7）使用上述方法分别创建"元件 21"和"元件 22"，文本内容为 Pituitary Gland（脑垂体）和 2。

（8）使用上述方法分别创建"元件 31"和"元件 32"，文本内容为 Adrenal Gland（肾上腺）和 3。

（9）使用上述方法分别创建"元件 41"和"元件 42"，文本内容为 Ovaries(Female)[卵巢（女性）]和 4。

（10）使用上述方法分别创建"元件51"和"元件52"，文本内容为Testes(Male)[睾丸（男性）]和5。

（11）按【Ctrl+F8】组合键创建一个按钮元件"按钮1"，在元件编辑窗口，按【F11】键打开"库"面板，将"元件11"拖入"弹起"帧，选择"直线工具"，笔触颜色为蓝色，绘制直线。选择"指针经过"帧，按【F6】键插入关键帧，删除舞台上的"元件11"，将"库"面板中的"元件12"拖入，位置不变，使用"墨水瓶工具"改变直线颜色为红色。

（12）使用相同方法分别创建"按钮2""按钮3""按钮4"和"按钮5"。

（13）返回"场景1"，分别从"库"面板中将按钮元件拖入舞台，位置如图1-10-20所示。

（14）分别单击第5帧、第10帧、第15帧、第20帧和第25帧，按【F6】键插入关键帧。

（15）按【Ctrl+F8】组合键创建一个按钮元件"按钮6"，在元件的编辑窗口，选择"弹起"帧，使用"文本工具"添加文本"返回"，颜色为蓝色。选择"指针经过"帧，按【F6】键插入关键帧，改变文本颜色为红色。

（16）按【Ctrl+F8】组合键创建一个图形元件"圆"，在元件的编辑窗口，使用"椭圆工具"在画板上绘制一个笔触色为红色，无填充的正圆。

（17）返回"场景1"，单击第5帧，按【Ctrl+Shift+O】组合键，导入图片hpy.jpg。从"库"面板中拖入图形元件"圆"。从"库"面板中拖入按钮元件"按钮6"。舞台设置如图1-10-21所示。

图1-10-20　舞台第1帧　　　　　图1-10-21　第5帧舞台

（18）单击按钮元件"按钮6"，按【F9】键打开动作面板，输入代码如下：

```
on (release) {
gotoAndStop(1);}
```

（19）单击按钮元件"按钮6"，按【Ctrl+C】组合键复制，分别选择第10帧、第15帧、第20帧和第25帧，按【Ctrl+Shift+V】组合键粘贴。

（20）单击第10帧，舞台设置如图1-10-22所示。按【Ctrl+Shift+O】组合键，导入图片hpy.jpg。从"库"面板中拖入图形元件"圆"。

（21）单击第15帧，舞台设置如图1-10-23所示。按【Ctrl+Shift+O】组合键，导入图片adrenal.jpg。

图1-10-22　第10帧舞台　　　　　图1-10-23　第15帧舞台

（22）单击第 20 帧，舞台设置如图 1-10-24 所示。按【Ctrl+Shift+O】组合键，导入图片 ovaries.jpg。

（23）单击第 25 帧，舞台设置如图 1-10-25 所示。按【Ctrl+Shift+O】组合键，导入图片 testes.jpg。

图 1-10-24　第 20 帧舞台　　　　　图 1-10-25　第 25 帧舞台

（24）分别选择第 1 帧的 5 个按钮元件，按【F9】键打开"动作"面板，分别设置代码如下：

按钮 1 代码：on (release) {gotoAndStop(5);}
按钮 2 代码：on (release) {gotoAndStop(10);}
按钮 3 代码：on (release) {gotoAndStop(15);}
按钮 4 代码：on (release) {gotoAndStop(20);}
按钮 5 代码：on (release) {gotoAndStop(25);}

（25）单击第 1 帧，按【F9】键打开"动作"面板，设置代码：

Stop();

（26）按【Ctrl+S】组合键，对动画进行保存。

（27）按【Ctrl+Enter】组合键，对动画进行预览。

实验 10-11　演示耳部结构

本实验是设置帧动作的实例。给帧设置了动作后，当动画播放到此帧时会自动执行预设动作。

操作步骤：

（1）按快捷键【Ctrl+N】，新建一个动画。

（2）按快捷键【Ctrl+Shift+O】，导入图片"耳 .jpg"。

（3）按快捷键【Ctrl+F8】创建一个按钮元件"圆"，在元件的编辑窗口，使用"椭圆工具"绘制一个正圆。

（4）按快捷键【Ctrl+F8】创建一个按钮元件"返回"，在元件的编辑窗口，使用"文本工具"添加文字"返回"，颜色为蓝色，选择"指针经过"帧，按【F6】键插入关键帧，修改文本颜色为红色。按快捷键【Ctrl+B】分别分离两个关键帧中的文本对象。

（5）选择第 1 帧，从库中分别添加按钮元件"圆"，设置属性中的颜色为 Alpha，值为 0%，如图 1-10-26 所示。

（6）分别单击四个按钮元件，按【F9】键打开"动作"面板，设置代码如下：

耳廓代码：

```
on (release) {
    gotoAndStop(5);
}
```

图 1-10-26　场景第 1 帧舞台

耳鼓代码：
```
on (release) {
    gotoAndStop(10);
}
```

耳蜗代码：
```
on (release) {
    gotoAndStop(15);
}
```

听小鼓代码：
```
on (release) {
    gotoAndStop(20);
}
```

（7）单击第 5 帧，按【F6】键插入关键帧，导入图片"耳廓.jpg"，如图 1-10-27 所示。

（8）单击第 10 帧，按【F6】键插入关键帧，导入图片"耳鼓.jpg"，如图 1-10-28 所示。

（9）单击第 15 帧，按【F6】键插入关键帧，导入图片"耳蜗.jpg"，如图 1-10-29 所示。

（10）单击第 20 帧，按【F6】键插入关键帧，导入图片"听小鼓.jpg"，如图 1-10-30 所示。

耳廓　　返回

图 1-10-27　场景第 5 帧舞台

鼓室内侧壁　　返回

图 1-10-28　场景第 10 帧舞台

耳蜗　　返回

图 1-10-29　场景第 15 帧舞台

右鼓膜　　听小鼓（右侧）

图 1-10-30　场景第 20 帧舞台

（11）单击第 5 帧，从库中拖入按钮元件"返回"，按【F9】键打开"动作"面板，设置代码如下：
```
on (release) {
    gotoAndStop(1);
}
```

（12）单击按钮元件"返回"，按快捷键【Ctrl+C】复制，再分别选择第 10 帧、第 15 帧和第 20 帧，按快捷键【Ctrl+Shift+V】粘贴。

（13）单击第 1 帧，按【F9】键打开"动作"面板，设置代码如下：
```
Stop();
```

（14）按快捷键【Ctrl+S】保存动画。

（15）按快捷键【Ctrl+Enter】预览动画。

实验 11　图形、图像处理软件的使用

一、实验目的

（1）本实验包括 5 个子实验案例，通过这 5 个子实验巩固对 Photoshop 基本功能的理解，掌握 Photoshop 常用工具的使用方法，并能熟练操作 Photoshop 软件。

（2）通过实验掌握 Photoshop 软件绘制、编辑图像的基本方法；掌握选区、图层、绘画、颜色调整、路径、文字、滤镜、动作等功能；掌握图层、蒙版和通道等软件核心功能的应用技巧。

二、实验要求

（1）掌握 Photoshop 的基本操作（包括新建、保存、存储为）；Photoshop 首选项参数的设置；Photoshop 中辅助线的使用，包括网格、标尺的显示，参考线的设定；"椭圆选框工具"和"单行选框工具"的使用；选区的渐变填充和描边操作；选区的变形操作；图层的新建和复制操作；图像内容的移动；文字的输入。

（2）掌握选区的修改、变形；选区的填充，包括颜色填充和渐变填充；图层的操作，包括新建图层、复制图层和图层样式的设置；图像内容的变换；路径的绘制；路径文字的创建。

（3）掌握图像的旋转操作；"磁性套索工具"的使用；选区的复制；图像内容的粘贴等操作；图层内容和图层蒙版的操作；图层混合模式的使用。

（4）掌握图像的调整操作；模糊滤镜的使用；滤镜效果的消退操作。

（5）掌握"仿制图章工具"的使用；"背景"图层转换为普通图层的方法；图层的新建和顺序调整；图层蒙版的使用；渐变填充的使用。

三、实验内容与步骤

实验 11-1　基本操作

本实验利用 Photoshop 的一些基本操作，从新建图像文件、更改图像文件大小两个练习来考查对 Photoshop 基本功能的理解和掌握。

1. 创建文件

创建一个名为"练习 1"，宽为 1 024 个像素，高为 768 像素，背景透明的图像文件。

操作步骤：

（1）选择"文件"→"新建"命令，弹出"新建文档"对话框，如图 1-11-1 所示。

（2）预设详细信息，在"名称"文本框中输入预设文件名。将宽度和高度单位改为"像素"，同时在"宽度""高度"文本框中输入文件宽度和高度值。

（3）在"背景内容"下拉列表中选择"透明"选项。

图 1-11-1　"新建文档"对话框

（4）完成设置后单击"创建"按钮创建文件。

2. 更改图像文件的大小

素材图片尺寸较大，应用所学知识将图片大小更改为 800×500 像素。

操作步骤：

（1）启动 Photoshop 打开一幅素材图片。

（2）选择"图像"→"图像大小"命令，弹出"图像大小"对话框，选择"不约束长宽比"。

（3）将"像素大小"栏中更改宽度和高度单位为像素，在"宽度"和"高度"文本框中输入数值。

（4）单击"确定"按钮关闭对话框，完成图片大小的修改。

实验 11-2 平面文字设计

本实验是利用 Photoshop 的基本工具来考查"钢笔工具""渐变工具""文字工具""图层蒙版和滤镜"的使用，掌握设置图层样式、创建调整图层的方法，能够综合使用 Photoshop 常用工具。

操作步骤：

（1）新建文件，参数设置如图 1-11-2 所示。

（2）新建"图层 1"，设前景色为墨绿（见图 1-11-3），RGB 为 35、90、7，用"油漆桶工具"填充。

图 1-11-2 "新建文档"对话框

图 1-11-3 前景色效果

（3）打开另外一幅图像，用"移动工具"拖到当前图像文件中，得到"图层 2"，设置图层面板上的图层混合模式为"颜色减淡"，不透明度为 50%，如图 1-11-4 所示。设置后得到的效果如图 1-11-5 所示。

图 1-11-4 "图层"面板设置

图 1-11-5 设置后的效果图

（4）复制"图层 2"，得到"图层 2 拷贝"，选择"图像"→"调整"→"去色"命令，再设置图层混合模式为"柔光"，不透明度为 100%。参数设置如图 1-11-6 所示，设置后的效果如图 1-11-7 所示。

（5）新建"图层 3"，选择"椭圆工具"，设置羽化值为 200 px，创建选区，填充嫩绿色，RGB 为

199、215、13。设图层混合模式为"滤色",不透明度为91%,效果如图1-11-8所示。

图1-11-6　"图层"面板设置

图1-11-7　设置后的效果图

（6）将除"背景"以外的图层合并为"背景效果"图层。

（7）新建文字图层,输入文字GREEN,效果如图1-11-9所示。

图1-11-8　图像效果图

图1-11-9　输入文字后的效果图

（8）栅格化文字图层,设置"图层样式"中的投影效果,参数设置如图1-11-10所示,设置后的图像效果如图1-11-11所示。

图1-11-10　"图层样式"面板参数设置

（9）打开另外一幅图像,拖动到当前文件—字母G上,得到"图层4",如图1-11-12所示。

（10）按住【Alt】键,将光标移到"图层4"和文字图层中间单击（见图1-11-13）,得到图1-11-14所示的蒙版效果。

图 1-11-11 投影效果图

图 1-11-12 导入图像

图 1-11-13 "图层"面板设置

图 1-11-14 蒙版效果图

（11）用同样的方法，完成对其他字母的制作过程，效果如图 1-11-15 所示。

（12）选中关于文字的所有图层合并，得到新图层"文字副本"。按住【Ctrl】键并单击"文字副本"图层缩览图，载入图层选区，如图 1-11-16 所示。

图 1-11-15 文字效果

图 1-11-16 载入图层选区

（13）单击"创建新的填充或调整图层"按钮，选择"曲线"命令，并按图 1-11-17 进行设置，增添文字的对比效果。

（14）打开一张 PSD 格式的图片，将其拖到当前图像中，并调整图层位置，最终效果如图 1-11-18 所示。

实验 11-3　绘制宝马标志

本实验利用 Photoshop 的一些基本操作，从新建图像文件开始，经过选区的选择、修改、变形和填充命令，结合图层的新建和样式设置、路径文字的创建等功能进行图像的绘制。

操作步骤：

（1）新建 500×500 像素的 RGB 模式的图像，背景内容为透明。

（2）选择"编辑"→"首选项"命令，在弹出的对话框中选择"单位和标尺"选择，设置标尺单位为像素。在"参考线、网格和切片"选项中设置网格线间隔为 50 像素。

（3）选择"视图"→"标尺"→"显示"→"网格"命令，拖动标尺左上角的十字到图像中央，使图像的度量坐标的中心点位于图像中央。

（4）选择"椭圆选框工具"，鼠标指针指向图像中央，按住【Shift+Alt】组合键拖动鼠标，绘制半径为 200 像素的正圆形。

图1-11-17 "曲线"对话框

图1-11-18 最终效果

（5）在属性"填色"选择"黑色"，"线性渐变"旋转渐变"-45"，使圆形呈现白色到黑色的线性渐变效果。

（6）选择"图层"→"复制图层"命令，建立图层2，选择"编辑"→"自由变换路径"，设置宽度和高度为90%。

（7）选择"属性"→"填充"命令，填充内容为"黑色"，使图层2上的圆形呈现黑色填充效果。

（8）选择"图层"→"复制图层"命令，新建图层3，选择"编辑"→"自由变换路径"，设置宽度和高度为70%。

（9）选择"属性"→"填充"命令，填充内容为"白色"，使图层3上的圆形呈现白色填充效果。

（10）选择"图层"→"复制图层"命令新建图层4，选择"编辑"→"自由变换路径"，设置宽度和高度比例为90%。

（11）选择"属性"→"填充"命令，填充内容为"蓝色"，使图层4上的圆形呈现蓝色填充效果。

（12）选择"图层"→"栅格化"→"形状"。

（13）用矩形选框工具，选择包含圆形右上象限扇形的矩形选框。在选框填充"白色"，使图层4圆形的右上第一象限扇形呈现白色。类似填充左下第三象限扇形为白色。

（14）新建图层5，选择"钢笔"工具，在工具选项栏中选择"路径"选项，绘制图所示的路径，如图1-11-19所示。从选区生成工作路径。

（15）选择"文字工具"，设置字体为Arial Bold，大小为5点，颜色为白色。将光标指向上一步绘制的路径后单击，输入路径文字BMW，并根据需要添加空格，使文字分布于图像上方。

（16）利用"路径选择工具"调整路径位置和路径文字起点位置，使之符合要求。

（17）选择"图层1"，设置图层样式为"投影"和"斜面浮雕"效果，参数为默认值。

（18）选择"图层4"，设置图层样式为"内发光"效果，参数为默认值。效果如图1-11-20所示。

图1-11-19 绘制路径

图1-11-20 宝马标志效果图

（19）选择"文件"→"保存"命令，将该设计文稿保存为 BMW.PSD。

（20）选择"文件"→"存储为"命令，将图像存储为 JPEG 格式的图像，参数为默认值。

实验 11-4　美白照片

本实验利用 Photoshop 的滤镜功能实现对照片的美白和润色操作。

操作步骤：

（1）打开一幅需要美白图片，如图 1-11-21 所示，也可用自己的照片自由发挥，进行图片处理。

（2）用"套索工具"勾选需要美白部分，如图 1-11-22 所示。

图 1-11-21　原始图片

图 1-11-22　勾选选区

（3）按【Shift+F6】组合键，设置羽化值为 5，选择"滤镜"→"杂色"→"蒙尘与划痕"命令，打开图 1-11-23 所示的"蒙尘与划痕"对话框。

（4）可以看到图 1-11-24 的初步效果，但牙齿等细节还不够完美。

图 1-11-23　"蒙尘与划痕"对话框

图 1-11-24　初步效果图

（5）用"钢笔工具"或"套索工具"，仔细勾选牙齿，如图 1-11-25 所示。

（6）选择调整色相饱和度（色相设为 -10，饱和度设为 40，明度设为 25），参数设置后的效果如图 1-11-26 所示。

图 1-11-25　继续勾选选区

图 1-11-26　调整色相饱和度后的效果图

（7）执行"图像－调整－色彩平衡"，打开色彩平衡，给图片整体润色，调整色阶，参数如图1-11-27所示。

（8）新建一个图层，在嘴唇上用画笔涂上需要的红色，效果如图1-11-28所示。

（9）在"图层"面板上设置图层的混合模式为正片叠底或者柔光，或者其他效果，调整到满意为止，如果效果太明显，可以把图层透明度降低，效果如图1-11-29所示。

图1-11-27 "色彩平衡"对话框

图1-11-28 使用画笔后的效果图

图1-11-29 调整后的效果图

提示：还可以选择"滤镜"→"模糊"→"高斯模糊"命令、减淡工具、仿制章工具等进行处理，可设混合模式为"滤色"。

实验11-5 磁板画的制作

本实验利用Photoshop的调整、滤镜和动作命令，进行图像特殊效果的制作。最终效果如图1-11-30所示。

图1-11-30 磁板画效果图

操作步骤：

（1）选择"文件"→"打开"命令，打开一幅风景画的图片，如本例打开"黄山.jpg"文件。

（2）选择"图像"→"调整"→"阴影/高光"命令，使图像的暗调区域变得清晰。

（3）选择"滤镜"→"模糊"→"高斯模糊"命令，模糊半径为10个像素，使图像呈现模糊效果。

（4）选择"编辑"→"渐隐高斯模糊"命令，模式选择"变暗"，使图像呈现磁板画效果。

（5）单击"动作"面板右上角的下拉按钮，在打开的下拉菜单中选择"木质画框"命令，载入Photoshop的预置木质画框动作。

（6）执行"动作"面板中"播放选定的动作"命令，在图像四周创建画框。

（7）选择"文件"→"保存"命令，将该设计文稿保存为磁板画.psd。

（8）选择"文件"→"存储为"命令，将图像存储为JPEG格式的图像，选择默认参数。

四、实验思考

（1）如何通过"修复工具"和"修补工具"来修复老照片？

（2）如何通过"选择工具"对所给的图进行抠图处理？如何使用"选择工具"制作阴影及投影？提示：以路径的方式来选择选区操作（画出路径→调整→变换为选区），用"抽取"方法选择选区操作（滤镜下注意随时调整画笔大小）。

（3）如何使用"剪裁工具""魔棒工具""套索工具""油漆桶工具""橡皮擦工具"和"滤镜"等制作一张个人的一寸头像照片？

实验 12　网页制作软件的使用

一、实验目的

（1）掌握 Dreamweaver 2021 软件的基本使用方法。
（2）掌握网页上传的基本方法。
（3）学会编写简单的动态网页。

二、实验要求

使用 Dreamweaver 建立网页站点；使用 Dreamweaver 工具上传网页；使用 ASP VBScript 语言编写简单的动态网页。

三、实验内容

1. 应用 Dreamweaver 建立站点

（1）启动 Dreamweaver，选择"站点"→"新建站点"命令，弹出图 1-12-1 所示的对话框。

图 1-12-1　新建站点

（2）完成"站点名称"设置后，单击"保存"按钮，即可建立站点。建立的站点出现在 Dreamweaver 界面的右上角"文件"面板中，如图 1-12-2 所示。

图 1-12-2　站点文件

2. 应用 Dreamweaver 建立页面类型文件

（1）启动 Dreamweaver，选择"文件"→"新建"命令，进入新建文档界面，选择相应的页面类型，如图 1-12-3 所示。

图 1-12-3　新建页面文档

（2）例如需要建立 HTML 文件，在图 1-12-3 中，选择页面类型为 HTML，单击"创建"按钮即可，文件名会自动取名为 Untitled-1.html（可自行修改），如图 1-12-4 所示。

图 1-12-4　Untitled-1.html 文件的"设计"视图按钮

（3）在页面文件 Untitled-1.html 中，有三种常用视图按钮（代码 / 拆分 / 实时视图与设计），如图 1-12-4 所示。

（4）若要建立其他类型的文档，可以选择图 1-12-3 中的"文档类型"选项后，单击"创建"按钮。

3. 应用 Dreamweaver 软件中的工具上传站点文件

（1）进行网站站点文件上传，一般上传之前需要设置 FTP 服务器等信息。在 Dreamweaver 界面右上角的已建站点的"文件"面板中，单击"定义服务器"按钮，在打开的对话框中会自动定位在左侧的"服务器"选项上，在右侧区域单击"＋"按钮，即可弹出有关服务器的设置的内容。

（2）在"基本"选项卡内，输入有关 FPT 服务器信息，如图 1-12-5 所示。

（3）完成 FPT 服务器信息设置工作后，单击"保存"按钮返回，如图 1-12-6 所示，即可进行网站站点文件上传。

图 1-12-5　网站站点 FTP 服务器地址信息设置　　　　图 1-12-6　远程 FTP 服务器地址信息

4. 应用 ASP VBScript 脚本语言编写简单网页

（1）启动 Dreamweaver，选择"文件"→"新建"命令，进入新建文档界面，建立 HTML5 类型页面文件，然后将网页文件另存为 yaopinAdd.asp（文件类型保持为默认选择）。接着在"拆分"视图建立药品信息添加界面，如图 1-12-7 所示。

（2）在图 1-12-7 中 HTML 文件建立了药品信息添加功能，为实现网站信息动态管理，可以编写脚本语言将网页 HTML 文件中的信息添加到服务器对应的数据库中（数据库需要事先建立好，本文中数据库使用 Access 软件建立），下面使用 ASP VBScript 脚本语言编写药品信息添加程序代码。药品信息添加实例 yaopinAdd.asp 代码如下：

图 1-12-7　设计 HTML 药品信息添加界面

```
<%
Set cn=Server.CreateObject("ADODB.Connection")
    Set rs=Server.CreateObject("ADODB.Recordset")
    connstr="Driver={Microsoft Access Driver (*.mdb)};" & _
        "dbq=e:\网页实验\医疗咨询系统\db\yaopin.mdb"
      cn.Open connstr
// 首先使用以下代码获取提交的数据，并且判断系统中是否已有该药品信息记录
yaopmch=Request("yaopmch")
shengchchj=Request("shengchchj")
shengchrq=Request("shengchrq")
baozhq=Request("baozhq")
yongt=Request("yongt")
jiag=Request("jiag")
jingshr=Request("jingshr")
StrSql ="select * from yaopinxinxi Where 药品名称='" & yaopmch & "'"
Set rs=cn.Execute(StrSql)
If Not rs.EOF Then
    Response.Write "script language='javascript'"
    Response.Write "alert(' 该药品名已经存在！请重新定义药品名。');"
    Response.Write "windows.history.go(-1);"
    Response.Write "</script>"
    Response.End
End If
// 向数据库添加中的添加药品信息记录
StrSql="select * from yaopinxinxi"
rs.Open StrSql,cn,1,3
rs.AddNew
rs(" 药品名称 ")=yaopmch
rs(" 生产厂家 ")=shengchchj
rs(" 生产日期 ")=shengchrq
rs(" 保质期 ")=baozhq
rs(" 用途 ")=yongt
rs(" 价格 ")=jiag
rs(" 经手人 ")=jingshr
rs.Update
Response.Write " 药品名添加成功！"
// 关闭数据库
rs.Close
Set rs=nothing
cn.Close
%>
```

实验 13　医院信息系统实践

一、实验目的

通过实验 13-1～实验 13-4 了解 HIS（医院信息系统）的构成和作用、HIS 各子系统对具体业务要求的响应、面向门诊的业务流程、面向住院的业务流程；了解电子病历的基本构成和作用、电子病历的基本书写规则；了解医学信息的编码标准、医学信息编码在 HIS 中应用的数据结构、数据字典在 HIS 中的应用和维护方法；了解 HIS 的安全控制机制、权限管理在 HIS 安全机制中的应用情况。

二、实验要求

在某 HIS 实验系统上或在医院实习的环境下完成实验 13-1～实验 13-4 的教学内容。

三、实验内容与步骤

实验 13-1　HIS 业务流程

1. 挂号

用一个门诊登记台护士用户名进入门诊登记挂号子系统：

（1）模拟第一次就诊病人挂号。

（2）模拟曾就诊病人挂号。

2. 接诊与初诊

用一个门诊医生用户名进入门诊信息子系统：

（1）选择已挂号病人队列中的某位病人。

（2）模拟进行初诊，并填写初诊记录。

（3）填写影像检查申请表。

3. 收费

用一个收费员用户名进入影像检查收费子系统：

（1）选择未收费病人队列中的某位病人。

（2）模拟进行收费。

4. 影像检查登记

用一个影像登记台护士用户名进入影像检查登记子系统：

（1）选择已收费病人队列中的某位病人。

（2）模拟进行影像检查登记。

5. 影像检查

用一个影像医生用户名进入影像检查工作站子系统：

（1）选择已登记病人队列中的某位病人。

（2）模拟进行检查。

（3）填写影像检查报告。

6. 诊断

用一个门诊医生用户名进入门诊信息子系统：

（1）调出病人初诊记录。

（2）调出病人检查报告。

（3）模拟进行诊断。

实验 13-2　电子病历

用一个门诊医生用户名进入门诊信息子系统：

1. 选择某个复诊的病人

（1）查阅以往的就诊记录。

（2）试修改以往的就诊记录。

2. 选择某个初诊的病人

（1）书写病程首页。

（2）调出初诊记录。

（3）查看检查报告。

（4）书写诊断报告、医嘱。

实验 13-3　数据字典

（1）用一个管理员用户名进入系统管理子系统。

① 打开"疾病信息编码"字典。

② 查看疾病字典的详细分类结构。

③ 新增一个疾病条目 AAAA。

（2）用一个门诊医生用户名进入门诊信息子系统，验证新疾病条目 AAAA 的可用性。

（3）返回系统管理子系统，删除疾病条目 AAAA。

实验 13-4　权限管理

（1）用一个管理员用户名进入系统管理子系统。

① 新增一个工作人员：门诊医生 XXXX。

② 为医生 XXXX 创建一个新用户 YYYY，并授予相应操作权限。

（2）用一个门诊医生用户名进入门诊信息子系统，验证用户 YYYY 的各项操作功能。

（3）返回系统管理子系统。

① 收回用户 YYYY 的所有权限。

② 删除用户 YYYY。

③ 删除医生 XXXX。

四、实验思考题（实践）

（1）HIS 对医院管理功能的覆盖情况。

（2）HIS 一般包含哪些基本功能？

(3)门诊业务流程的实际运作。

(4)住院业务流程的实际运作。

(5)医生工作站、护士工作站等子系统的实际操作情况。

(6)HIS、RIS 和 PACS 之间的联系。

(7)医学信息学常用的标准有哪些?

(8)SQL、NoSQL 和 NewSQL 三种数据库技术的异同。

(9)我国国家标准《信息安全技术 网络安全等级保护基本要求》将安全细分为安全技术要求和安全管理要求,具体有哪些类别?

(10)大数据在生物医学中的应用有哪些?

(11)数据挖掘过程主要包括有哪些步骤?

(12)数据挖掘的常用方法有哪些?

实验 14　信息加密实训

一、实验目的

熟悉常用加密解密工具和软件如（Apocalypso、RSATool、ChaosMD5、MD5Verify、MD5Crack 等）的使用。

二、实验要求

使用常用工具软件进行加密和解密。

三、实验内容与步骤

实验 14-1　对称加密 Apocalypso V1.3 工具的使用

启动 Apocalypso.exe 文件得到如图 1-14-1 所示的界面。

1. password/short Text Encyption

（1）HNC Single Encryption：单点加密。

在 password/short Text Encryption（密码 / 短文本加密）下单击 HNC Single Encryption（单点加密），进入其界面如图 1-14-2 所示。在界面中上方的文本框中输入待加密文本内容，在 Enter Encryption Keycode here（在此输入加密密钥）下方的小文本框输入加密密钥（最长 5 位）。

图 1-14-1　Apocalypso V1.3 的界面　　　　图 1-14-2　单点加密界面

Encrypt/decrypt（加密 / 解密）按钮：对上方大文本框的内容进行加密，并显示出来，再单击一次 Encrypt/decrypt（加密 / 解密）按钮，又会对其进行解密。

Open File 按钮：打开一个文本文件内容。

Save File：保存为一个文本文件，就是将文本文件内容进行加密和保存，自己可以试试。

（2）HNC Multi Encryption：多重加密。

与上方单点加密基本一样，只是加密/解密密钥分为4段，每段最大长度为4位。

（3）DES Encryption：DES加密。

与上方两种加密基本一样，只是加密/解密密钥可以设置更长，且把加密和解密按钮分开了，这说明这种加密和解密算法是有区别的。大家可以连续多次进行加密和解密运算进行比较。

2. File Encryption

（1）Blowfish Encryption。

Blowfish是一个对称加密块算法，是1993年有Bruce Schneider设计的，现已应用在多种加密产品。Blowfish能保证很好的加密速度，并且目前为止没有发现有效地破解方法。目前为止AES比Blowfish有更广的知名度。Schneider设计的Blowfish算法用途广泛，意在摒弃DES的老化以及其他算法的强制捆绑。Blowfish刚刚研发出的时候，大部分其他加密算法是专利产品或商业（政府）机密，所以发展起来非常受限制。Schneider则声明Blowfish的使用没有任何限制，任何国家任何人任何时候都可以随意使用Blowfish算法，包括Blowfish-ECB、Blowfish-CB、Blowfish-CT、Blowfish-OFB、Blowfish-CFB。加密界面如图1-14-3所示。

图1-14-3　Blowfish Encryption加密界面

（2）Gost Encryption，标准GOST28147-89定义，是苏联和俄罗斯政府标准的对称密钥块密码。也正基于此分组密码是Gost散列函数。在20世纪70年代开发的，该标准已被标记为"绝密"，然后降级为"秘密"，在1990年后不久，苏联解体，它被解密，它是向公众发布于1994年Gost 28147是苏联替代美国标准算法DES，包括Gost-ECB、Gost-CB、Gost-CT、Gost-OF、Gost-CFB。

（3）DEA Encryption、Rijindael Encryption、Misty 1 Encryption、Twofish Encryption、Cast 256 Encryption等操作方法和界面都相当，只是加密得到的结果不一样，大家可以用一个文本文件对照试一下。

实验14-2　RSA-Tool的使用

RSATool是一个非常方便实用的小工具，可以用来计算RSA中的几个参数、生成密钥、加解密，一些不太复杂的破解工作也可以用它。

运行界面中的P、Q、N、D、E分别就是RSA算法中的p、q、N、d、e，右上角选择进制，注意不要弄错，e只有十六进制可用。

1. 生成一组RSA密钥对

（1）单击Start按钮，通过移动你的鼠标指针（应在当前窗口上移动）来收集一些随机数据。这必须一次完成，因为收集的数据会被保存在你的RSA-Tool文件夹里面的一个文件中。

（2）选择要创建的密钥的长度Keysize（等于N的长度）。最大为4096位。

（3）选择你的公钥（E）并把它输入到相应的编辑框作为十六进制数（E只能用十六进制）。

常用的E有（考虑到计算速度的原因）：3、17、23、257和65537（十进制）等。

（4）单击"Generate"（生成）按钮，等到密钥生成完成，如图1-14-4所示。

注意：生成很大的数需要一些时间，取决于计算机CPU的计算能力。

特别说明：可以常按"Generate"，作为密钥生成过程的一个组成部分的内置随机数生成系统会在运行的时候重新进行初始化。两次或两次以上生成相同的密钥对是不可能的。

2. 分解一个数

（1）选择正确的进制。

（2）在"Modules(N)"编辑框中输入或复制一个数 N，你可以选择一个你刚生成的一个数直接复制，这会激活 Factor' 按钮。

（3）然后单击"Factor"按钮，如图 1-14-5 所示。注意分解大于 240 位的数会花很大的内存和时间。

图 1-14-4　RSA 生成密钥

图 1-14-5　RSA 分解一个大数

3. 由素数因子 P 和 Q 计算私钥 D

（1）选择参数 P 和 Q 的正确进制。

（2）在相应的文本区域中输入或粘贴 P 和 Q（也可直接使用上一步分解一个数的结果进行）。

（3）单击"Calc.D"按钮，可以得到 D 的值，如图 1-14-6 所示。

4. 测试（Test）

（1）单击"Test"按钮进入测试对话框，如图 1-14-7 所示。

图 1-14-6　计算私钥 D 的值

图 1-14-7　RSA 加密和解密的测试

（2）在对话框上方的文本框中输入要加密的文档内容，单击 Encrypt 按钮加密，加密内容在下方文本框中，为了保证解密能快速顺利，用位数不多的数字较好。

（3）单击"Decrypt"按钮进行解密。

当然，并不是所有的数据都能用这种方法解密，如上面这个 192 位的 Keysize，最大只支持 24 位的 10 进制数据，当输入达到 25 位就没有办法解密了，如图 1-14-8 所示，加密是成功的，解密无法进行下去，并出现如图 1-14-9 所示的提示。

图 1-14-8　RSA 对 25 位 10 进制数加密

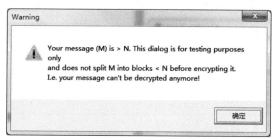

图 1-14-9　RSA 对 25 位 10 进制数解密

加密可以完成，但解密出现乱码，如图 1-14-10 所示。

说明：

Reverse（颠倒）：only supported for base 16 numbers（仅支持 16 进制的数）。

PRIME FACTOR：素因子。

Only MPQS（Multiple Polynomial Quadratic Sieve，多项式二次筛选因数分解法）method only：如果用 MPQS 算法来分解整数，需要大量的内存。

图 1-14-10　RSA 对 25 位 10 进制数解密结果

实验 14-3　ChaosMD5、MD5Verify、MD5Crack 的使用

1. ChaosMD5 的使用

打开 ChaosMD5 2014.0.0.1 得到如图 1-14-11 所示界面。有两个选项：Generate MD5 checksum of a file（对文件生成 MD5 校验码）、Generate MD5 checksum of a string of text（对文本字符串生成 MD5 校验码），还有一个复选：MD5 in lower case（MD5 的小写），选中此项表示 MD5 结果为小写字母，否则为大写，命令按钮 Generate MD5（生成 MD5），你可以根据需要选择对文件生成 MD5，和对符串生成 MD5，这里你可以选择一个比较大的文本文件来做实验，先得出一个 MD5，然后在文件的尾部加入一个空格，再得出一个 MD5，比较一下二者结果的差别（差异会很大）。

2. MD5Verify 3.2 的使用

它用于已知文件或字符串的 MD5，看文件或字符串是否被人恶意更改。打开 MD5Verify 3.2 得到如图 1-14-12 所示界面。

图 1-14-11　ChaosMD5 2014.0.0.1 界面

图 1-14-12　MD5Verify 界面

此软件同样可以对文件和文本内字符串内容生成 MD5 的值，并且可以在已知 MD5 结果的情况下进行比较，在软件下载时如果提供了 MD5 值，将提供的此 MD5 值复制到对比的 MD5 密文中，然后将文件用浏览按钮加到加密或检验的内容中，得出 MD5 结果和待对比的 MD5 密文进行比较。

3. MD5CrackSp V3.0 的使用

它是对简单的文本内容产生的 MD5 码进行暴力破解工具，可使用字符集或字典法进行破解，一般时间较长，可以试一个 6 位数字产生的 MD5 码的破解，超过 6 位数字或者多种字符生成的 MD5 破解较慢。打开 MD5CrackSp V3.0，界面如图 1-14-13 所示。

可以在前面两个软件中对一个简单的 6 位数如：112233，生成 MD5 的值，将此值复制到破解单个密文后的文本框，让 MD5Crack 破解，字符设置选择"数字"，最大长度选择 6，很快就能破解出来，如图 1-14-14 所示。

当然如果破解数字、字母、符号组合或 8 位以上数字生成的 MD5，可能比较费时，可以自己试着做一个 9 位数的 MD5 破解，如果计算机内存较大，可以将线程尽可能增加。

图 1-14-13　MD5CrackSp V3.0 界面

图 1-14-14　破解一个简单 6 位数的 MD5

第 2 篇

习题与参考答案

习 题 1

一、简答题

1. 计算机有哪些基本特点？
2. 信息与数据有哪些异同？
3. 计算机内的数据表示为什么要使用二进制？二进制与八进制、十六进制有什么关系？
4. 什么是 ASCII 编码、汉字内码？字符"1"、数字"1"在计算机内如何表示？
5. 为什么要引入汉字输入编码？汉字输入编码有几类？各有什么特点？
6. 在常用的汉字输入编码中，哪些是无重码的输入编码？
7. 用 24×24 点阵存储 6 763 个汉字的字库需要多少字节的存储空间？
8. 微型计算机硬件包括哪些部件？
9. 计算机存储器包括哪些？内存与外存各有哪些特点？
10. CPU 的 Cache 是存储器吗？其作用是什么？
11. 3.25 in 软磁盘的容量 1.44 MB 是如何计算出来的？
12. 目前常用的 U 盘使用什么类型的存储器？
13. LCD 与 LED 显示器有何区别？
14. 固态硬盘与普通硬盘（磁盘）有何区别？

二、单选题

1. "计算机辅助制造"的英文缩写为（　　）。
   A. CAD　　　　B. CAM　　　　C. CAE　　　　D. CAT
2. 第四代计算机采用的逻辑器件是（　　）。
   A. 晶体管　　　　　　　　　　B. 大规模、超大规模集成电路
   C. 中、小规模集成电路　　　　D. 微处理器集成电路
3. 在计算机领域中，通常用 Byte 来表示（　　）。
   A. 字　　　　B. 字长　　　　C. 二进制位　　　　D. 字节
4. 软件系统主要由（　　）组成。
   A. 操作系统和数据库管理系统　　B. 系统软件和应用软件
   C. 应用软件和操作系统　　　　　D. 系统软件和操作系统
5. 断电会使原来存储的信息丢失的存储器是（　　）。
   A. RAM　　　　B. 硬盘　　　　C. ROM　　　　D. 软盘
6. 下列术语中，属于显示器性能指标的是（　　）。
   A. 速度　　　　B. 分辨率　　　　C. 可靠性　　　　D. 精度
7. 计算机病毒是指（　　）。
   A. 编制有错误的计算机程序　　　B. 设计不完善的计算机程序
   C. 被破坏计算机的程序　　　　　D. 以危害系统为目的的特殊计算机程序
8. 以下关于计算机病毒的叙述（　　）是正确的。
   A. 计算机病毒只破坏磁盘上的可执行文件

B. 计算机病毒对计算机硬件具有很强的破坏能力

C. 计算机病毒不通过光盘传播

D. 计算机病毒目前的主要传播途径是网络

9. 目前制造计算机所用的电子器件是（　　）。

　　A. 电子管　　　　B. 晶体管　　　　C. 集成电路　　　　D. 大规模集成电路

10. 目前普通用户所使用的硬盘接口形式多数是（　　）。

　　A. ATA 和 IDE　　B. SATA　　　　C. IDE　　　　D. SCSI

11. 汉字在计算机中的存储形式是（　　）。

　　A. 汉字内码　　　B. ASCII 码　　　C. 区位码　　　D. 拼音码

12. 微处理器的地址总线数目表达能挂接的存储器容量，32 根地址总线最多能挂接的存储器容量是（　　）。

　　A. 256 MB　　　B. 512 MB　　　C. 2^{32} B　　　D. $2^{32}-1$ B

13. 汉字输入方法有键盘输入方法、（　　）和图像识别方法等。

　　A. 五笔字型　　　B. 区位码　　　C. 语音识别　　　D. 直接计算

14. 网上传输的主要图像文件格式是（　　）。

　　A. JPG　　　　B. GIF　　　　C. BMP　　　　D. TIF

15. 下面汉字输入方案中（　　）是无重码的输入方案。

　　A. 五笔　　　　B. 区位　　　　C. 拼音　　　　D. 自然码

16. USB 接口是计算机主机与外围设备的硬件接口标准，USB 2.0 标准的传输速度可达（　　）Mbit/s，而 USB 1.1 标准的传输速度最大只能达到 12 Mbit/s。

　　A. 480　　　　B. 240　　　　C. 120　　　　D. 24

17. 计算机中存储英文字母是存储相应的 ASCII 码，字母"A"的 ASCII 码是 41H，其二进制最高位为（　　）。

　　A. 1　　　　B. 0　　　　C. 任意　　　　D. 空

18. 汉字是利用 ASCII 码扩展集（最高位为 1）没有被使用的特点进行编码，两个连续的 ASCII 码扩展集代码表示一个汉字，理论上能表达（　　）个汉字。

　　A. 256×256　　B. 2　　　　C. 128×128　　D. 64

19. 汉字键盘输入方案包括拼音方案、偏旁部首方案、码表方案。下面（　　）输入法是偏旁部首方案。

　　A. 全拼　　　　B. 区位　　　　C. 双拼　　　　D. 五笔

20. 一个汉字输入方案允许用 3 个英文小写字母作为编码方案，理论上讲可以对（　　）个汉字进行编码。

　　A. 26　　　　B. 26^2　　　C. 26^3　　　D. 10 000 左右

21. CRT 显示器与 LCD 都是显示设备，对比 CRT 显示器，LCD 具有（　　）的特点。

　　A. 分辨率高　　　B. 性能稳定　　　C. 响应速度快　　　D. 无辐射

三、填空题

1. 世界上第一台电子计算机的名称是_____。

2. 计算机系统包括硬件系统和_____系统。

3. 内存用于存放当前执行的_____和数据。

4. 内存储器可以分为_____和 ROM 两类。

5. 显示屏可分为 LED 和_____显示屏。

6. 目前常见的打印机有针式打印机、激光打印机和_____打印机。

7. 系统总线可以分为数据总线、地址总线和_____总线三种。

8. 一个数制系统的三要素是数码符号、_____和运算法则。
9. 计算机病毒是具有破坏性、传染性、潜伏性等特征的_____。
10. (46)₁₀=(_____)₂。
11. (2E)₁₆=(_____)₁₀。

习 题 2

一、单选题

1. 在 Windows 中，显示在窗口最顶部的部分称为（　　）。
   A. 信息栏　　　　　B. 标题栏　　　　　C. 菜单栏　　　　　D. 工具栏
2. 在 Windows 的回收站中，可以恢复（　　）。
   A. 从光盘中删除的文件或文件夹　　　B. 从软盘中删除的文件或文件夹
   C. 剪切掉的文档　　　　　　　　　　D. 从硬盘中删除的文件或文件夹
3. Windows 提供了一种 DOS 没有的（　　）技术，以便在应用程序间实现信息的复制或移动。
   A. 编辑　　　　　　B. 剪贴板　　　　　C. 磁盘操作　　　　D. 复制
4. 关于 Windows 的窗口和对话框。窗口可以移动和改变大小，而对话框（　　）。
   A. 仅可以改变大小，不能移动　　　　B. 既可移动，也能改变大小
   C. 仅可以移动，不能改变大小　　　　D. 既不能移动，也不能改变大小
5. 利用 Windows 的（　　），可以建立、编辑文档。
   A. 控制面板　　　　B. 资源管理器　　　C. 剪贴板　　　　　D. 记事本
6. Windows 中，快捷方式的扩展名为（　　）。
   A. .ini　　　　　　B. .txt　　　　　　C. .ink　　　　　　D. .sys
7. 当系统硬件发生故障或更换硬件设备时，为避免系统崩溃应采用的启动方式为（　　）。
   A. 命令提示模式　　B. 登录模式　　　　C. 通常模式　　　　D. 安全模式
8. Windows 中将当前窗口复制到剪贴板方法是（　　）。
   A. 【Alt+Print Screen】组合键　　　　B. 【Print Screen】键
   C. 用"复制"命令　　　　　　　　　　D. 用"剪切"命令

二、多选题

1. 操作系统是（　　）与（　　）的接口。
   A. 用户　　　　　　B. 计算机　　　　　C. 软件　　　　　　D. 外设
2. 切换同时打开的几个程序窗口的操作方法有（　　）。
   A. 单击任务栏上的程序图标　　　　　B. 【Ctrl+Tab】组合键
   C. 【Ctrl+Esc】组合键　　　　　　　　D. 【Alt+Tab】组合键
3. 以下（　　）命令是 Windows 控制菜单（窗口操作菜单）中的命令。
   A. 复制　　　　　　B. 移动　　　　　　C. 切换到　　　　　D. 关闭
4. Windows 中的资源管理器所管理的资源包括（　　）。
   A. 文件系统　　　　B. 打印机　　　　　C. 外存储器　　　　D. 网络中的计算机

5. 在 Windows 中的窗口有（　　）。
   A. 文档窗口　　　　　　　　　　B. 应用程序窗口
   C. 对话框　　　　　　　　　　　D. 文本框

6. 下列有关 Windows 剪贴板的说法，正确的是（　　）。
   A. 剪贴板是一个在程序或窗口之间传递信息的临时存储区
   B. 没有剪贴板查看程序，剪贴板不能工作
   C. 剪贴板内容不能保留
   D. 剪贴板每次可以存储多个信息

7. 下列描述中，不正确的是（　　）。
   A. 置入回收站的内容，不占用硬盘的存储空间
   B. 在回收站被清空之前，可以恢复从硬盘上删除的文件或文件夹
   C. 软磁盘上被删除的文件或文件夹，可以利用回收站将其恢复
   D. 执行"清空回收站"命令，可以将回收站中的内容还原到原来位置

8. Windows 是一个（　　）操作系统。
   A. 单用户　　　　B. 多用户　　　　C. 单任务　　　　D. 多任务

三、填空题

1. 在 Windows 系统中，被删除的文件与文件夹将存放在_____中。
2. 在 Windows 中查找第二个字母为 R 的 Excel 文档，在查找文本框应输入_____。
3. 在 Windows 中，创建快捷方式的三种方式是_____、_____、_____。
4. "*"和"?"被称作通配符，"*"在文件名中代表_____个不确定的字符，"?"在文件名中代表_____个不确定的字符。
5. 任务栏可以置于桌面的底部、_____、_____和_____。
6. 使用设备管理器检查硬件的状态时，如在窗口中相应的设备上有_____或_____，则表示该设备的驱动程序未安装或安装不正确，该设备使用不正常或不能使用。
7. 任务管理器是监视计算机性能的关键指示器。查看正在运行的_____，终止已停止响应的程序。
8. Windows 下要想网络中的计算机能访问本地计算机资源，除了设置文件夹共享，还要求本地计算机必须启用 Windows 的_____账户。

四、判断题

1. 操作系统的主要功能包括处理器管理、存储器管理、设备管理和文件管理。（　　）
2. 剪贴板是内存中临时开辟的一个特殊存储区域，可存放文本、图形、图像等各种信息，是 Windows 为解决应用程序交换信息（如移动、复制对象）专门设置的机制。（　　）
3. Windows 支持的文件系统有：FAT16、FAT32、NTFS、FDDT。（　　）
4. Windows 的操作原则先选中，再操作，顺序不可颠倒。（　　）
5. Windows 的文件或文件夹包含三种属性：只读、隐藏和可读写。（　　）
6. 新买的磁盘格式化后才能使用，凡经过格式化的磁盘可在各种型号的微型计算机使用。（　　）
7. 从磁盘根目录开始到文件所在目录的路径，称为相对路径。（　　）
8. 控制面板是对系统进行设置的一个工具集，可对鼠标、键盘、桌面、显示器、打印机、网络等进行设置和管理，还可以进行添加和删除应用程序等操作。（　　）

9. 使用设备管理器，能修改硬件设置，但不能更新计算机硬件的设备驱动程序。（　　）
10. "任务管理器"只能查看正在运行的程序状态，查看网络状态，不能终止已停止响应的程序。
（　　）

习 题 3

一、简答题

1. WPS Office 2019 主要是由哪三个内嵌模块组成？
2. 进入 WPS Office 2019 后，在标题栏上提供了"稻壳"选项卡，它有什么作用？
3. WPS 文字提供了哪几种视图方式？各有什么特点？
4. 什么是剪贴板？
5. 在编辑文档过程中，使用"查找和替换"可以完成哪些功能？
6. 简述 WPS 文字中脚注、尾注及批注的区别及操作方法。
7. 使用项目符号与编号功能对段落进行编号设置有哪些优点？
8. 简述幻灯片版式、模板和母版的作用？
9. 简述工作簿、工作表、单元格之间的关系。
10. 简述数据筛选、分类汇总和数据透视表的作用。
11. 页面格式设置主要包括哪些内容？页面格式设置的主要作用是什么？
12. "幻灯片配色方案"和"背景"两条命令有何区别？

二、单选题

1. 如果想在 WPS 文字文稿某处强制分页，可以将光标定位到该处，然后按（　　）。
   A.【Ctrl+PrintScreen】　　　　　　B.【Alt+Enter】
   C.【Ctrl+Enter】　　　　　　　　　D.【Ctrl+ 空格】
2. 在 WPS 文字中，可以利用（　　）改变段落的缩排方式、调整左右边界、改变表格的栏宽。
   A. 工具栏　　　B. 格式栏　　　C. 符号栏　　　D. 标尺
3. 使用 WPS 文字进行编辑时，关于选定文本范围，以下（　　）是正确的。
   A. 只能按行进行选定　　　　　　　B. 只能按列进行选定
   C. 不能对文本中间的某一块进行选定　D. 可以对文本中间的某一块进行选定
4. 在文档中插入软分页符，在屏幕上显示为（　　）。
   A. 一条水平虚线　　　　　　　　　B. 一条水平实线
   C. 一条带"分页符"三个字的水平虚线　D. 一条带"分页符"三个字的水平实线
5. S 表格的主要功能包括（　　）。
   A. 表格处理、文字处理、数据处理　B. 表格处理、图表处理、数据处理
   C. 表格处理、工作簿处理、图表处理　D. 工作表处理、文件管理、图表处理
6. 在 WPS 表格中，对单元格"$D$2"的引用是（　　）。
   A. 绝对引用　　B. 相对引用　　C. 一般引用　　D. 混合引用
7. 在 WPS 表格中，函数 =SUM(10,MIN(15,MAX(2,1),3)) 的值为（　　）。
   A. 10　　　　　B. 12　　　　　C. 14　　　　　D. 15

8. 在WPS表格中，在处理学生成绩单时，对不及格的成绩用醒目的方式表示（如用红色下画线表示），当要处理大量的学生成绩时，利用（　　）命令最方便。
   A. 查找　　　　　　　B. 条件格式　　　　C. 数据筛选　　　　D. 定位

9. WPS表格通过（　　）选项卡实现图表创建。
   A. 公式　　　　　　　B. 插入　　　　　　C. 数据　　　　　　D. 视图

10. WPS表格图表可以是动态的，当在图表中修改了数据的值时，与图表相关的工作表中的数据（　　）。
    A. 自动修改　　　　　　　　　　　　　　B. 用特殊颜色显示
    C. 出现错误值　　　　　　　　　　　　　D. 不变

11. 打印幻灯片范围"4-9"，"16"，"21-"分别表示打印的是（　　）。
    A. 幻灯片编号为第4到第9，第16，第21
    B. 幻灯片编号为第4到第9，第16，第21到最后
    C. 幻灯片编号为第4，第9，第16，第21
    D. 幻灯片编号为第4到第9，第16，第21到当前幻灯片

12. 要使每张幻灯片的标题具有相同字体格式及图标，应通过（　　）命令快速地实现。
    A. 字体　　　　　　　B. 背景　　　　　　C. 应用设计模板　　D. 母版

13. 设置了幻灯片的动画后，没有动画效果，是因为（　　）。
    A. 没有保存文件　　　　　　　　　　　　B. 没有切换到普通视图
    C. 没有切换到幻灯片浏览视图　　　　　　D. 没有切换到幻灯片放映视图

14. 在WPS演示中，若要终止幻灯片的播放，可以直接按（　　）键。
    A.【Esc】　　　　　　B.【Home】　　　　 C.【End】　　　　　 D.【Tab】

15. 在WPS演示中，用鼠标拖动的方式进行复制操作，需要先按住（　　）键。
    A.【Shift】　　　　　B.【Ctrl】　　　　 C.【Alt】　　　　　 D.【Alt+Ctrl】

16. 以下不能控制幻灯片外观的方法是（　　）。
    A. 幻灯片版式　　　　B. 设计模板　　　　C. 母版　　　　　　D. 排练计时

17. 要想观察一个长文档的总体结构，应当使用（　　）方式。
    A. 阅读版式视图　　　B. 全屏显示视图　　C. 大纲视图　　　　D. 页面视图

18. 在WPS文字中，有关数学公式的下列说法错误的是（　　）。
    A. 数学公式也是一种对象
    B. 插入数学公式可通过"插入"选项卡→相应公式按钮来实现
    C. 单击已插入的公式，利用工具栏按钮等直接进行公式编辑器
    D. 在表格中插入公式也可以通过"插入"→"对象"来实现

19. 在WPS文字中，设置分栏排版时，不能设置的项目是（　　）。
    A. 分栏数　　　　　　B. 栏宽　　　　　　C. 分隔线线型　　　D. 应用范围

20. 在WPS文字中通过→"插入"→"形状"绘制椭圆时，若按住【Shift】键并拖动鼠标，则绘制一个（　　）。
    A. 椭圆　　　　　　　　　　　　　　　　B. 以出发点为圆上一点的椭圆
    C. 圆　　　　　　　　　　　　　　　　　D. 以出发点为中心的圆

三、填空题

1. WPS文字的编辑窗口主要包括：_____、_____、_____、_____、标尺、状态信息显示区、视图切换按钮、显示比例、任务窗格等。

2. 在WPS文字中，选定整个文档，可以按_____键。

3. 在WPS文字中，如果只想打印文档中的某几页，可以在_____对话框中进行设置。

4. WPS文字窗口的标尺上有四种滑动块是_____、_____、_____和_____。

5. 在WPS表格工作簿中，至少应含有_____个工作表，默认的工作表个数是_____。

6. 已知G3中的数据为D3与F3中数据之积，若该单元格的引用为相对引用，则应向G3中输入_____。

7. 在WPS表格中，同一张工作表上的单元格引用有三种方法。如果C1单元格内的公式是"=A$1+$B1"，该公式对A1和B1单元格的引用是_____引用。

8. 在WPS表格中，A9单元格内容是数值1.2，A10单元格内容是数值2.3，在A11单元格输入公式"=A9>A10"后，A11单元格显示的是_____。

9. D5单元格中有公式"=A5 + $B$4"，删除D3所在行后，D4中的公式是_____。

10. 对数据清单进行分类汇总前，必须对数据清单进行_____操作。

11. 在WPS演示文稿中，隐藏某些幻灯片，可以在_____视图方式下设置，使其在播放时不被播放。

12. WPS演示文稿的扩展名是_____。

13. 在WPS文字中设置页眉页脚，选择的选项卡是_____。

14. 在WPS文字中，要查看文档的统计信息（如，页数、段落数、字数、中文字符数等），可单击_____选项卡下的_____按钮。

习 题 4

一、简答题

1. 什么是多媒体？什么是多媒体技术？
2. 多媒体技术的主要特征有哪些？
3. 多媒体信息处理的主要特点有哪些？
4. 常用的图像文件格式有哪些？
5. 简述数据压缩的定义、常用的压缩标准及数据压缩软件。
6. 什么是虚拟现实？虚拟现实有什么特点？

二、单选题

1. 媒体有两种含义，即表示信息的载体和（　　）。
   A. 表达信息的实体　　　　　　　B. 存储信息的实体
   C. 传输信息的实体　　　　　　　D. 显示信息的实体

2. 多媒体技术是将（　　）融合在一起的新技术。
   A. 计算机技术、音频技术、视频技术　　B. 计算机技术、电子技术、通信技术
   C. 计算机技术、视听技术、通信技术　　D. 音频技术、视频技术、网络技术

3. 多媒体技术的主要特性有（　　）。
   A. 多样性、集成性、交互性　　　　　B. 多样性、交互性、实时性、连续性
   C. 多样性、集成性、实时性、连续性　　D. 多样性、集成性、交互性、实时性

4. 多媒体计算机的简称为（　　）。
   A. XPC　　　　　B. MMX　　　　　C. MPC　　　　　D. PCM
5. 将模拟声音信号转变为数字音频信号的声音数字化过程是（　　）。
   A. 采样→编码→量化　　　　　B. 量化→编码→采样
   C. 编码→采样→量化　　　　　D. 采样→量化→编码
6. 图形、图像在表达信息上有其独特的视觉意义，以下不正确的是（　　）。
   A. 能承载丰富而大量的信息　　　　　B. 能跨越语言的障碍增进交流
   C. 表达信息生动直观　　　　　D. 数据易于存储、处理
7. MIDI 音频文件是（　　）。
   A. 一种波形文件　　　　　B. 一种采用 PCM 压缩的波形文件
   C. 是 MP3 的一种格式　　　　　D. 是一种符号化的音频信号，记录的是一种指令序列
8. 没有被压缩的图像文件格式是（　　）。
   A. bmp　　　　　B. gif　　　　　C. jpg　　　　　D. png
9. 在同样大小的显示器屏幕上，显示分辨率越大，则屏幕显示的文字（　　）。
   A. 越小　　　　　B. 越大　　　　　C. 大小不变　　　　　D. 字体增大
10. 下面关于数字视频质量、数据量、压缩比的关系的论述，（　　）是不正确的。
    A. 数字视频质量越高数据量越大
    B. 随着压缩比的增大，解压后数字视频质量开始下降
    C. 压缩比越大数据量越小
    D. 数据量与压缩比无关
11. 用户可以多次向其中写入信息的光盘是（　　）。
    A. CD-ROM　　　　　B. CD-R　　　　　C. CD-RW　　　　　D. DVD-ROM
12. 使用 Windows 的"附件"→"画图"程序保存文件时，默认的图形文件扩展名是（　　）。
    A. BMP　　　　　B. JPG　　　　　C. PSD　　　　　D. GIF
13. 存储在计算机中的静态图像的压缩标准是（　　）。
    A. BMP　　　　　B. JPG　　　　　C. MPEG　　　　　D. AVI
14. 以下文件格式中，不属于声音文件的是（　　）。
    A. WAV　　　　　B. BMP　　　　　C. MIDI　　　　　D. AIF
15. 以下文件格式中，不属于视频文件的是（　　）。
    A. JPG　　　　　B. MPG　　　　　C. MOV　　　　　D. AVI
16. 下列文件格式中，都是图像文件格式的是（　　）。
    A. GIF、TIFF、BMP、PCX、TGA　　　　　B. GIF、TIFF、BMP、PCX、WAV
    C. GIF、TIFF、BMP、DOC、TGA　　　　　D. GIF、TIFF、BMP、PCX、TXT
17. 下面关于声卡的叙述中，正确的是（　　）。
    A. 利用声卡只能录制人的说话声，不能录制自然界中的鸟鸣声
    B. 利用声卡可以录制 VCD 影碟中的伴音，但不能录制电视机和收音机里的声音
    C. 利用声卡可以录制 WAVE 格式的音乐，也能录制 MIDI 格式的音乐
    D. 利用声卡只能录制 WAVE 格式的音乐，不能录制 MIDI 格式的音乐
18. 一首 MP3 歌曲文件的大小大约为 3～5 MB，因此一张 MP3 光盘可容纳的歌曲数目约为（　　）首。

A. 5　　　　　　B. 15　　　　　　C. 45　　　　　　D. 135

19. MP3 的含义是（　　）。

    A. 采用 MPEG 压缩标准第三种版本的文件格式

    B. 必须通过 MP3 播放器播放的音乐格式

    C. 采用 MPEG 压缩格式经过三层压缩的音频格式

    D. 将图像、音频和视频三种数据采用 MPAG 标准压缩后形成的文件格式

20. 以下（　　）不是虚拟现实技术的特点。

    A. 沉浸　　　　　B. 构想　　　　　C. 交互　　　　　D. 虚幻

21. 下列组合键可以进行活动窗口截图的是（　　）。

    A. 【Ctrl + Print Screen】　　　　　B. 【Shift+ Print Screen】

    C. 【Alt + Print Screen】　　　　　D. 【Tab+ Print Screen】

22. 计算机辅助手术的缩写为（　　）。

    A. CAI　　　　　B. CAD　　　　　C. CAM　　　　　D. CAS

23. 以下不属于 VR 技术的是（　　）。

    A. VRML 技术　　　　　B. JavaScript 技术

    C. Viewpoint 技术　　　　　D. Cult3D 技术

习 题 5

一、简答题

1. 什么是计算机网络？其主要功能是什么？
2. 简述什么计算机网络的拓扑结构，有哪些常见的拓扑结构。
3. 域名服务 DNS 的主要功能是什么？
4. 子网掩码的功能是什么？写出默认 A 类、B 类、C 类子网掩码的二进制和十进制表示？

二、单选题

1. 当今世界建立越来越广泛的计算机网络的目的是实现（　　）。

    A. 数据处理　　　　　B. 信息传输和数据处理

    C. 文献查询　　　　　D. 资源共享与信息传输

2. 下列传输介质中，抗干扰能力最强的是（　　）。

    A. 微波　　　　　B. 同轴电缆　　　　　C. 光纤　　　　　D. 双绞线

3. 蓝牙（Bluetooth）技术是一种数字通信的技术标准，它应用于（　　）。

    A. 以太网　　　　　B. 光纤分布数字接口网

    C. 交换式局域网　　　　　D. 无线局域网

4. 下列加密标准使用公共密钥加密系统的是（　　）。

    A. RSA　　　　　B. DES　　　　　C. AES　　　　　D. IDEA

5. 有关计算机病毒的产生，下列论述正确的是（　　）。

    A. 计算机运行时突然断电，造成数据部分丢失，可能会产生病毒

    B. 所有计算机病毒都是人为制作并传播的

C. 计算机运行时，由于意外也会产生病毒

D. 以上叙述均不正确

6. 通常以（　　）将网络划分为广域网、城域网和局域网。
   A. 接入的计算机多少　　　　　　B. 接入的计算机类型
   C. 拓扑类型　　　　　　　　　　D. 接入的计算机距离

7. Internet 是（　　）类型的网络。
   A. 局域网　　　B. 城域网　　　C. 广域网　　　D. 企业网

8. 因特网的 IP 地址由三个部分构成，从左到右分别代表（　　）。
   A. 网络号、主机号和类型号　　　B. 类型号、网络号和主机号
   C. 网络号、类型号和主机号　　　D. 主机号、网络号和类型号

9. 在以字符特征名为代表的 IP 地址中，第二级域名的（　　）代表商业组织。
   A. COM　　　B. EDU　　　C. NET　　　D. GOV

10. 下列各项，不能作为 IP 地址的是（　　）。
    A. 202.96.0.1　　B. 202.110.7.1　　C. 112.256.2.6　　D. 159.96.0.1

11. 如果没有特殊声明，匿名 FTP 服务登录账号为（　　）。
    A. user　　B. anonymous　　C. guest　　D. 用户自己的电子邮件地址

12. 关于 ADSL，以下（　　）说法是错误的。
    A. 可以充分利用现有电话线路提供数字接入　　B. 上行和下行速率可以不同
    C. 比普通电话拨号上网速度快　　　　　　　　D. 使用 4 对线路进行信号传输

13. 所有结点都连接到同一传输线路的是（　　）网络拓扑结构。
    A. 总线形　　　B. 树状　　　C. 星状　　　D. 网状

14. 网状拓扑结构的缺点是（　　）。
    A. 对根结点的依赖性大　　　　　　B. 中心结点的故障导致整个网络的瘫痪
    C. 任意结点的故障或一条传输介质的故障能导致整个网络的故障
    D. 结构复杂

15. 命令 ping 192.168.0.2 的作用是（　　）。
    A. 确认本机与 192.168.0.2 机器是否可以连通
    B. 登录远程主机 192.168.0.2
    C. 可实现从远程主机 192.168.0.2 下载文件
    D. 修改机器的 IP 地址为 192.168.0.2

三、填空题

1. 计算机网络按网络的覆盖范围可分为＿＿＿＿＿、城域网和＿＿＿＿＿。
2. 浏览器用一个＿＿＿＿＿唯一地址来访问每一个文档。
3. 广域网物理上由资源子网和＿＿＿＿＿子网组成。
4. 浏览器和服务器都遵循＿＿＿＿＿协议，该协议定义了浏览器和服务器的请求格式及应答格式。
5. Internet 是通过＿＿＿＿＿设备将不同类型网络连接起来的网络。
6. 把域名翻译成 IP 地址的软件称为＿＿＿＿＿。
7. ＿＿＿＿＿是一个系统或一组系统，它在企业内网与因特网间执行一定的安全策略。
8. ISP 的中文名称为＿＿＿＿＿。

9. 计算机网络中，分层和协议的集合称为计算机网络的_____。其中，实际应用最广泛的是_____，由它组成了 Internet 的一整套协议。

10. 电子邮件的传输主要完成电子邮件从发出者传送到接收者的过程，使用的传送协议是_____，即简单邮件传送协议。

习 题 6

一、简答题

1. Flash 工作环境中各组成部分的作用是什么？
2. 在 Flash 中，举例说明文字遮罩动画的创作方法。
3. 图层的作用是什么？图层有哪几种类型？各自的用途是什么？
4. 在 Flash 中，举例说明运动动画与形变动画的创作方法。
5. 简述 Flash 中，关键帧与普通帧的区别。
6. 时间轴、帧、元件和元件库在动画制作过程中各有什么作用？
7. 简述 Flash 中为关键帧导入声音文件的方法。
8. 简述 Flash 中导入视频文件的方法。
9. 简述将声音放置于按钮中的操作方法。
10. 简述用"动作"面板给动画添加 ActionScript 语句的方法。

二、单选题

1. 在 Flash 软件中，对某一对象制作运动渐变动画时，该对象（　　）。
   A. 一定要打散　　　B. 不能打散　　　C. 必须是元件　　　D. 不能是元件

2. 使用（　　）工具绘制的图形可以随时调整其形状。
   A. 铅笔　　　　　　B. 椭圆　　　　　C. 矩形　　　　　　D. 钢笔

3. 预览 Flash 动画文件时，系统会自动生成（　　）文件。
   A. .fla　　　　　　B. .swf　　　　　C. .png　　　　　　D. .wav

4. 在 Flash 软件中，为了使遮罩层与被遮层之间产生遮罩效果，一定要确保所建的遮罩层是在要显示内容的层的（　　）。
   A. 上一层　　　　　B. 下一层　　　　C. 最顶层　　　　　D. 最底层

5. 要测试的动画文件中包括影片剪辑元件实例的引用、包含多个场景或具有交互动作时，需要使用（　　）方法进行测试。
   A. 播放控制工具　　　　　　　　　　B. "测试影片"命令
   C. 调试器调试工具　　　　　　　　　D. "输出"窗口

6. Flash 影片最主要的、也是默认的输出格式是（　　）格式，只有该格式的影片可以保留对所有 Flash 动作和动画的支持。
   A. SWF　　　　　　B. AVI　　　　　C. GIF　　　　　　D. MOV

7. 在 Flash 软件中，运动引导层通常在其引导的运动动画的（　　）。
   A. 上一层　　　　　B. 下一层　　　　C. 最顶层　　　　　D. 最底层

8. 在 Flash 中，隐藏鼠标箭头的方法是（　　）。
   A. mouse.hide(); B. hide(mouse, true);
   C. hide(); D. hide mouse();

9. 在 Flash "场景 1" 中，若想通过鼠标按下按钮后释放时转到 "场景 2"，并停留在 "场景 2" 的第 1 帧上，使用的动作为（　　）。
   A. on (release) {
      gotoAndStop(" 场景 2",1); }
   B. on (release) {
      gotoAndPlay(" 场景 2",1); }
   C. on (rollout) {
      gotoAndStop(" 场景 1",2); }
   D. on (press) {
      gotoPlay(" 场景 2",1); }

10. 在 Flash 中，在按钮中设计（　　）语句，可以使影片剪辑类元件 "AA" 进行播放。
    A. AA.Stop(); B. AA.Play();
    C. gotoAndPlay(AA); D. gotoAndStop("AA");

三、填空题

1. 按_____键可以测试 Flash CS6 动画的效果。
2. Flash 的元件类型分为_____、_____、_____三种。
3. 补间动画比_____占用的文件空间更少。
4. 在 Flash 中，对某个对象进行打散操作的快捷键是_____。
5. 在 Flash 中，插入关键帧需单击_____键。
6. 在 Flash 中，若某个关键帧上有 α 字，表示已经给此帧设置了_____。
7. 在 Flash 中，对某个按钮添加动作语句 on (MOUSEMOVE) 的含义是_____。
8. Flash 源文件的扩展名是_____，播放文件的扩展名是_____。
9. 在 Flash 中，命令 gotoAndPlay(2) 的含义是_____。
10. 引导动画是通过_____来创建动画，其对象可沿引导层指定_____运动。

习 题 7

一、简答题

1. 图层功能的应用特点是什么？
2. 简述通道的分类及其作用。
3. 目前临床上常用的医学图像有哪些？
4. 医学图像处理有哪些主要特点？
5. 医学图像处理有哪些可能的临床应用？
6. 图像锐化的主要作用是什么？实现图像锐化时有什么注意事项？
7. 简述 Photoshop 中的通道与蒙版这两个高级编辑功能。
8. 简述色彩三要素间的关系。
9. "动作" 面板的功能主要有哪些？
10. 简述医学图像处理技术未来的发展方向和趋势。

二、选择题（单选与多选）

1. 数字图像可分为（　　）和（　　）两种类型。
   A. 位图　　　　　　B. 矢量图　　　　C. 黑白　　　　　D. 彩色

2. 色彩三要素是（　　）。
   A. 色相　　　　　　B. 饱和度　　　　C. 亮度　　　　　D. 强度

3. 在RGB色彩模式中，RGB（0，255，0）表示（　　）。
   A. 红色　　　　　　B. 绿色　　　　　C. 蓝色　　　　　D. 橙色

4. Photoshop是（　　）公司最新推出的位图图像处理软件。
   A. Microsoft　　　　B. Adobe　　　　C. DPI　　　　　D. Bit

5. （　　）是Photoshop默认的图像存储格式。可以包含层、通道和颜色模式，还可以保存具有调节层、文本层的图像。
   A. PSD　　　　　　B. EPS　　　　　C. JPEG　　　　　D. PDF

6. 位图图像是由许多点组成，这些点称为像素。图像的大小取决于像素的（　　）。
   A. 大小　　　　　　B. 多少　　　　　C. 形状　　　　　D. 颜色

7. （　　）文件格式适用于在应用程序之间和计算机平台之间的交换文件，它的出现使得图像数据交换变得简单。
   A. JPEG　　　　　　B. PNG　　　　　C. PSD　　　　　D. TIFF

8. 在Photoshop中主要有两种填充工具，即"渐变工具"和"（　　）"。
   A. 网格工具　　　　B. 油漆桶工具　　C. 混合工具　　　D. 立体效果

9. 在Photoshop中"图层样式"就如同堆叠在一起的（　　），可以透过图层的透明区域叠加不同的视觉特效。
   A. 图片　　　　　　B. 特殊效果　　　C. 透视效果　　　D. 光影效果

10. 所有的蒙版都是带由灰色阴影的黑色和（　　）构成。
    A. 白色　　　　　　B. 品红　　　　　C. 黄色　　　　　D. 绿色

三、填空题

1. Photoshop常用的4种色彩模式是_____、_____、HSB模式和Lab模式。

2. 矢量图又称_____。矢量图经放大和旋转后图像质量不变。

3. 位图又称_____。位图经放大和旋转后图像会产生失真。

4. 在数字图像中，_____的大小直接影响图像的品质。_____越高，图像越清晰，所产生的文件也就越大，在工作过程中所需系统资源也就越多。

5. 在绘制路径未闭合之前，按住_____键，然后将鼠标指针移动到文件中的任意位置单击，可以绘制出不闭合的路径。

6. "选择工具"配合_____键可进行选择裁切，配合_____键可进行选择复制。

7. 在Photoshop中，如果想使用"矩形选择工具"或"椭圆选择工具"画出一个正方形或正圆，需要按住_____键。

8. 在Photoshop中执行"编辑"→"填充"命令后，可对当前选择区或图像画布进行前景色、_____、自定义颜色，图案等内容的填充。

9. 组成位图图像的基本单元是_____，而组成矢量图形的基本单元是_____。

10. 在 Photoshop 中，"恢复"的含义是_____。

习 题 8

一、简答题

1. ASP 与数据库连接是否一定要在服务器端设置 DSN？
2. 可否把一个 HTML 网页文件直接更改扩展名为 .asp？
3. 表单分别以 POST 方法和 GET 方法提交时，获取数据的方法有什么区别？
4. 简述 Session 对象的工作原理？
5. 简述 Session 对象建立和清除的时间？
6. 简述 Redirect 方法的工作原理？
7. Redirect 方法和超链接的区别是什么？
8. 比较 Cookie、Session、Application 对象的有效期？
9. 简述 Session 对象和 Application 对象各自的作用和最主要的区别。
10. 如何保护自己的 ASP 源代码不泄露？

二、单选题

1. 下列属于 ASP 六大对象的是（   ）。
   A. Createobject   B. Cookies   C. Document   D. ObjectContext
2. 以下（   ）是 VBScript 代码中用来注释的语句。
   A. '   B. !   C. <!--- --->   D. <-->
3. 下面程序段执行完毕，c 的值是（   ）。
   ```
   <%
   Application("a")=10
   Application ("b")=20
   c= Application ("a")+ Application ("b")
   %>
   ```
   A. 12   B. ab   C. 30   D. 以上都不对
4. 关于 IIS 的配置，下列说法错误的是（   ）。
   A. IIS 要求默认文档的文件名必须为 default 或 index，扩展名则可以是 .htm、.asp 等已为服务器支持的文件扩展名
   B. IIS 可以同时管理多个应用程序
   C. IIS 可以通过添加 Windows 组件安装
   D. IIS 不光能够管理 Web 站点，也可以管理 FTP 站点。
5. 下列不属于 Response 对象的方法的是（   ）。
   A. Expires   B. Flush   C. Write   D. Redirect
6. ASP 脚本编程所使用的语言可以是（   ）。
   A. Delphi   B. VB   C. VBScript   D. C #
7. 下列（   ）设置能使表格显示边框。

A. 在 <td> 中添加 border 属性　　　B. 在 <table> 中添加 border 属性

C. 在 <tr> 中添加 border 属性　　　D. 以上全都可以

8. 下面的语句不能输出内容到客户端的是（　　）。

   A. <% msgbox(" 输出内容 ") %>

   B. <%=Int(3.2)%>

   C. <% response.write v &" 是一个字符串变量 " %>

   D. <%=v & " 输出内容 "%>

9. 关于 Session 对象的属性，下列说法正确的是（　　）。

   A. Session 的有效期时长默认为 90 s，且不能修改

   B. Session 的有效期时长默认为 20 min，且不能修改

   C. SessionID 可以存储每个用户 Session 的代号，是一个不重复的长整型数字

   D. 以上全都错

10. QueryString 获取方法、Form 获取方法获取的数据子类型分别是（　　）。

    A. 数字、字符串　　B. 字符串、数字　　C. 字符串、字符串　　D. 必须根据具体值而定

11. 下列 Response 对象的用法错误的是（　　）。

    A. <% Response.Write（输出到浏览器信息）%>

    B. <% = " 输出到浏览器信息 " %>

    C. <% Response.End %>

    D. 以上全都正确

12. 用于从客户端获取信息的 ASP 内置对象是（　　）。

    A. Response　　　B. Request　　　C. Session　　　D. Application

13. 下列不属于 Response 对象的方法的是（　　）。

    A. Write　　　B. End　　　C. Abandon　　　D. Redirect

14. 关于 HTML 文件说法错误的是（　　）。

    A. HTML 文件是一个包含标记的文本文件

    B. 这些标记告诉浏览器怎样显示这个页面

    C. HTML 文件必须以 .htm 为扩展名

    D. HTML 文件可以用一个简单的文本编辑器创建

15. HTML 使用锚标签（<a>）来创建一个连接到其他文件的链接，链接的资源（　　）。

    A. 只能是 HTML 页面和图像　　　B. 不可以是声音

    C. 不可以是影片　　　　　　　　D. 可以是网络上的任何资源

16. 关于网页中的图像，下列说法正确的是（　　）。

    A. 图像是由 <img> 标签开始，由 </img> 结束

    B. 图像标签的 href 属性用于指定图像链接到的 URL

    C. src 属性的值是所要显示图像的 URL

    D. 以上全都是错的

三、填空题

1. ASP 文件就是在普通的 HTML 文件中插入_____或 JavaScript 脚本语言。

2. 如果操作系统是 Windows 7，一般需要安装_____才能运行 ASP 程序。

3. Request.From 和 Request.QueryString 对应的是 Form 提交时的两种不同提交方法：_____方法和_____方法。

4. Application 提供两个事件：_____，Application 开始的时候调用该事件；_____，Application 结束时调用该事件。

5. Server.mappath 是把_____转换为_____。

6. ADO 模型定义了 3 个一般对象，分别为_____对象、_____对象、_____对象。

7. 在 Form 中使用 GET 方法把数据提交到服务器端的某一个 ASP 文件中，那么在该文件的程序中，可以使用_____对象的_____数据集合负责取得用户提交的数据，并加以处理。

8. ASP 网页在_____中运行。

9. 不使用 IP 地址，可以使用_____来访问本机的默认 Web 主页。

10. 插入到 HTML 中的 ASP 程序一般用_____标记括起来。

11. HTML 是一种_____语言，其文件可以分为两部分：_____和_____。

12. 在 HTML 文档中，使用_____标记来进行注释。

13. Response 中的_____方法可使浏览器连接到其他 URL。

14. 在聊天室程序中，一般使用_____对象来存储在线人数。

15. 在 a1.asp 文件中加入_____标记可读取 a2.asp 文件的内容。

16. Response 对象的_____方法可以将虚拟路径转化为物理路径。

17. <% Session.abandon %> 意思为_____。

18. _____方法用于释放 ASP 页面锁定 Application 对象的状态。

19. Field 对象的属性 Value 表示_____。

20. Recordset 记录集对象的方法 MoveNext 表示_____。

习 题 9

一、简答题

1. 医院信息系统的定义是什么？
2. 简述 HIS 的数据流程。
3. 根据数据流量、流向及处理过程，说明医院信息系统结构。
4. 简述医院信息系统的系统构成。
5. 临床诊疗部分包括哪些内容？
6. 药品管理部分包括哪些功能？
7. 费用管理包括哪些系统？
8. 综合管理和统计分析各有哪些分支？
9. HIS 对外接口具有哪些特性？
10. 简述 HIS 的开发过程。
11. 什么是远程医疗？简述其发展过程。
12. 简述现代远程医疗应用技术。
13. 说明远程医疗的系统结构。
14. 分别讨论远程监护、远程诊治和 PACS 系统的功能特点。

15. 简述远程医疗系统的分类。
16. 实地考察一到两个医院信息系统，写出综述报告。
17. 什么是 PACS 系统？
18. PACS 系统可分为哪几种类型？有什么特征？
19. 简述 PACS 系统的组成。
20. 什么是 DICOM 标准？
21. DICOM 标准文件包括哪几部分内容？
22. 什么是 RIS 系统？它在医院和教学中的作用有哪些？
23. 什么是公共卫生？
24. 简述公共卫生信息系统的结构及功能。
25. 简述医疗保险信息系统的组成与实现功能。
26. 社区医疗信息的特点是什么？

二、选择题（单选与多选）

1. 根据系统的定义，（　　）的叙述不正确。
    A. 目标、元素和联系是系统不可缺少的要素
    B. 系统内部各个部分互相依存
    C. 组成系统的若干功能独立的元素之间不存在相互联系
    D. 生物体内的呼吸系统也是一个系统

2. 以下关于信息定义所包含意思的描述中，不正确的是（　　）。
    A. 信息是对客观事物变化和特征的反映　　B. 信息可以通过载体传递
    C. 信息对所有人都有相同的价值　　D. 信息是知识的基础

3. 心肌细胞的生物电位被心电图机检测并描记为曲线形式的过程体现了（　　）。
    A. 信息的有序性　　B. 信息的变换性　　C. 信息的时效性　　D. 信息的动态性

4. 以下（　　）不是医疗过程必须收集的信息。
    A. 各种医嘱　　　　　　　　　　B. 检查/检验申请及验单结果
    C. 手术过程记录　　　　　　　　D. 医生薪金信息

5. 以下关于电子病历的描述中，不正确的是（　　）。
    A. 病人 CT 影像片可以以结构化的形式存储
    B. 病人的检验项目指标可以以结构化的形式存储
    C. 病人的家庭基本信息可以以结构化的形式存储
    D. 病人住院的病程记录适宜用 XML 文档记录存储

6. 以下描述中，正确的是（　　）。
    A. 临床信息系统主要是支持医疗业务处理，所以不会产生财务数据
    B. 病人退药不会影响门诊药房的药品库存量
    C. 医院管理信息系统主要是支持行政管理与事务处理业务
    D. 医院信息处理双塔模型中，联机事务处理层只汇集医生工作站采集的数据

7. 以下叙述中，不正确的是（　　）。
    A. PACS 系统主要完成影像采集、存储管理和处理、传输、显示和打印的工作
    B. RIS 系统主要负责管理患者资料和放射科日常业务的管理的工作

C. LIS 系统可以通过医院的网络实现检验结果的无纸化传输

D. 网络带宽的提升不能提高医院内部网络中的病人影像片子的传输速度

8. 信息系统由（　　）组成。

　　A. 人和信息处理软件　　　　　　B. 计算机硬件和操作系统

　　C. 网络传输软硬设施　　　　　　D. 数据资源

9. 以下叙述正确的是（　　）。

　　A. DICOM 标准是医学数字成像和通信标准

　　B. DICOM 标准主要包括了 14 部分内容

　　C. DICOM 标准详细定义了医学影像及其相关信息的组成格式和交换方法

　　D. DICOM 标准是基于 OSI 开放式互连参考模型，属于第 1 层（物理层）的范围

10. 实现医院管理的物质基础是（　　）。

　　A. 病人的家属　　B. 组织结构　　C. 规章制度　　D. 硬件设施

习　题　10

一、简答题

1. 什么是程序？什么是程序设计？

2. 什么是算法？它有何特征？如何描述算法？

3. 简述冒泡排序、折半查询的基本思想。

4. 在一档电视节目中，有一个猜商品价格的游戏，竞猜者若在规定的时间内大体猜出某种商品的价格，就可获得该件商品。现有一件商品，其价格在 0~8 000 元之间，采取怎样的策略才能在较短的时间内说出正确（大体上）的答案呢？请设计算法并画出相应的流程图。

5. 什么是可视化程序设计？它与面向对象程序设计有何区别和联系？

6. Raptor 是一个用流程图形式实现简单"编程"的环境（程序），它与其他程序语言（如 C 语言、BASIC 语言、PYTHON 语言等）有什么区别？

二、单选题

1. 编写程序时，不需要了解计算机内部结构的语言是（　　）。

　　A. 机器语言　　　B. 汇编语言　　　C. 高级语言　　　D. 指令系统

2. 能够把由高级语言编写的源程序翻译成目标程序的系统软件称为（　　）。

　　A. 解释程序　　　B. 汇编程序　　　C. 操作系统　　　D. 编译程序

3. 结构化程序设计主要强调的是（　　）。

　　A. 程序的规模　　B. 程序的可读性　C. 程序的执行效率　D. 程序的可移植性

4. 在面向对象方法中，一个对象请求另一个对象为其服务的方式是通过发送（　　）。

　　A. 调用语句　　　B. 命令　　　　　C. 口令　　　　　D. 消息

5. 下列程序段的时间复杂度是（　　）。

```
t=i;
i=j;
```

```
j=t;
```
    A. $O(1)$ B. $O(3)$ C. $O(n)$ D. $O(3n)$

6. 一位同学用 C 语言编写了一个程序，编译和连接都通过了，但得不到正确结果，下列说法正确的是（   ）。

    A. 程序正确，机器有问题   B. 程序有语法错误

    C. 程序有逻辑错误   D. 编译程序有错误

三、填空题

1. 程序设计的基本步骤是_____、_____、_____、_____。
2. 用高级语言编写的程序称为_____，把翻译后的机器语言程序称为_____。
3. 结构化程序设计的三种基本逻辑结构为顺序、选择和_____。
4. 面向对象程序设计以_____作为程序的主体。
5. 在面向对象方法中，信息隐蔽是通过对象的_____性来实现的。
6. 在最坏情况下，冒泡排序的比较次数为_____。

习 题 11

一、简答题

1. 网络安全的 5 个基本要素是什么？
2. 对称加密算法和公钥加密算法所使用的密钥分别有什么特点？各有什么优缺点？
3. 消息摘要算法 MD5 得到的结果是怎样的？通常以什么形式显示？

二、单选题

1. 采用 RSA 算法，网络中 N 个用户（N>2）进行加密通信，需要的密钥个数最少是（   ）。

    A. N*(N−1)   B. N   C. 2N   D. N*N

2. 采用对称加密算法，网络中 N 个用户（N>2）进行加密通信，需要的密钥个数最少是（   ）。

    A. N*(N−1)   B. N   C. 2N   D. N*N

3. MD5 是（   ）算法，对任意长度的输入计算得到的结果长度为（   ）位二进制数。

    （1）A. 路由选择   B. 摘要   C. 对称密钥   D. 公钥密钥

    （2）A. 32   B. 128   C. 256   D. 512

4. 数字签名技术是公开密钥算法的一个典型应用，在发送端，它是采用（   ），对要发送的信息进行数字签名，在接收端，采用（   ）进行签名验证。

    A. 发送者的公钥   B. 发送者的私钥   C. 接收者的公钥   D. 接收者的私钥

5. 计算机病毒特征是（   ）。

    A. 传染性   B. 破坏性   C. 隐蔽性和可触发性   D. 寄生性和不可预见性

    E. 以上都正确

6. 某 U 盘上已经染上病毒，为了防止该病毒感染计算机系统，正确的措施是（   ）。

    A. 删除该 U 盘上所有程序   B. 给该 U 盘加上写保护

    C. 将该 U 盘放置一段时间   D. 将 U 盘重新格式化

习题参考答案

【习题1 参考答案】

一、简答题

1. （1）运算速度快，目前超级计算机的速度高达9.3亿亿次／秒；（2）运算精度高；（3）存储容量大；（4）自动化程度高、可靠性高；（5）具有严密的逻辑判断能力；（6）能够联网通信、共享资源。

2. 信息是客观存在的一切事物及其运动状态的表征，信息通过物质载体以消息、情报、数据和信号等方式被表达，并进行传递和交换。数据是计算机化的信息，数据是信息的载体和表达形式，而信息是数据表达的内涵或解释。数据是具体的物理形式，而信息则是抽象出来的逻辑意义。

3. 计算机科学理论已证明：计算机内的进制用自然对数 e 表达最合理。取整数的话可以用2或3表达，由于电信号表达2（需要2种状态）优于表达3（需要3种状态），所以计算机内的进制用2表达。

三位二进制数与一位八进制数是一对一的关系；四位二进制数与一位十六进制数是一对一的关系。三种进制中任何一种进制表示的数都可以方便地表示为另外两种进制的数，所以，当二进制数位比较长时，通常用八进制或十六进制表示，以方便人们阅读。

4. ASCII 编码即美国标准信息交换码（American Standard Code for Information Interchange）。ASCII 码集中的字符用8位二进制数表示，但只用低7位，共表示128个字符，编码0～127（称为ASCII码基本集），128～255 的编码（称为 ASCII 码扩展集）作它用。

汉字内码是汉字在计算机中的内部编码，它利用 ASCII 码扩展集中代码最高位为1时不用的特点，将两字节合并，这样两字节可以表达 128×128 个汉字，这种设计能够做到中文、英文字符兼容存储：当数据序列中某个字节最高位为 0 时，单独表达一个 ASCII 码字符，当两个连续的字节最高位同时为 1 时，表达一个汉字，所以一个汉字需要两字节表示。

字符"1"的 ASCII 编码是 00110001，数值1在计算机中的8位表示形式是：00000001。

5. 要在计算机实现汉字信息处理，仅有汉字内码还不够，还需要通过键盘向计算机输入汉字。而计算机的键盘大约仅有 100 个键位，汉字个数众多，GB 2312—1980 收集了 6 763 个汉字。当然不可能像英文字母一样，一个字母一个键位，所以每个汉字是由键盘上多个键位组合而成，这多个键位的组合序列就是某个汉字的输入编码。

汉字编码大约有三类：（1）拼音类。用键盘上的英文字母代表拼音的声母和韵母，直接或以简化形式输入汉字的拼音。（2）偏旁部首类。将键盘上的键位定义成汉字的常用偏旁部首，一个汉字的输入编码就是由组成汉字的偏旁部首对应的键位字母序列。（3）直接编码类。对汉字集中所有汉字分配一个固定长度的数字，这个数字串就是其输入编码。如区位码就属于这一类输入编码。

拼音类输入编码易学、重码多；偏旁部首类输入编码难学、重码少；直接编码类输入编码没有重码。

6. 区位码是无重码的输入编码。

7. 6 763×24×24 bit/8=486 936 B ≈ 487 KB。

8. CPU、内存、总线、输入设备、输出设备。

9. 计算机存储器包括内存和外存。内存主要是 RAM 和 ROM，而外存主要是磁盘、光盘、磁带、Flash 闪存盘等。

内存容量是有限的，其容量受到 CPU 地址总线控制；RAM 掉电数据丢失；相对外存存取速度快；外存是海量存储器；理论上可以永久保存数据；存取速度慢。

10. CPU 的 Cache 是存储器，它主要是在 CPU 与主存（内存）之间起缓冲作用。

11. 磁盘的容量 = 磁头数 × 磁道数 × 每道扇区数 × 每扇区记录容量（字节数）

   3.25 英寸软磁盘的容量 =2 × 80 × 18 × 512 B=1 440 × 1 024 B=1440 KB ≈ 1.44 MB

12. U 盘存储材料是 Flash。

13. LCD 是由液态晶体组成的显示屏，而 LED 则是由发光二极管组成的显示屏。LED 显示器与 LCD 相比，LED 在亮度、功耗、可视角度和刷新速率等方面，都更具优势。

14. 固态硬盘使用的存储材料是 Flash，与普通硬盘（磁盘）比较，固态硬盘没有普通硬盘的机械转速的概念，也就是不存在通过机械磁头在磁盘上寻找信息的过程，它是一种点阵式的半导体存储器，所以，它比普通硬盘（磁盘）有更快的存取速度，相应的设备故障率也低得多。

二、单选题

1. B	2. B	3. D	4. B	5. A	6. B
7. D	8. D	9. D	10. B	11. A	12. C
13. C	14. A	15. B	16. A	17. B	18. C
19. D	20. C	21. D			

三、填空题

| 1. ENIAC | 2. 软件 | 3. 程序 | 4. RAM | 5. LCD | 6. 喷墨 |
| 7. 控制 | 8. 基数 | 9. 程序 | 10. 101110 | 11. 46 | |

【习题 2 参考答案】

一、单选题

| 1. B | 2. D | 3. B | 4. C | 5. D | 6. C |
| 7. D | 8. A | | | | |

二、多选题

| 1. AB | 2. AD | 3. BD | 4. ACD | 5. ABCD | 6. ACD |
| 7. ACD | 8. AD | | | | |

三、填空题

1. 回收站	2. ?R*.xls	3. 浏览、直接、右键拖动
4. 若干、一	5. 顶部、左侧、右侧	6. "?"、"*"
7. 程序状态	8. Guest	

四、判断题

| 1. √ | 2. √ | 3. × | 4. √ | 5. × | 6. × |
| 7. × | 8. √ | 9. × | 10. × | | |

【习题 3 参考答案】

一、简答题

1. WPS Office 2019 主要是由 WPS 文字、WPS 表格、WPS 演示 3 个内嵌模块组成。

2. "稻壳"选项卡表示 WPS 的稻壳商城，它为用户提供了线上线下丰富的模板、范文、图片等各种素材资源，例如：求职简历、总结计划、合同协议等常见应用文档模板和相关素材，有了这些模板的帮忙，用户不仅提高了文稿编排的效率，而且可把精力放到内容的构思等其他问题上。不过，出于对开发者的劳动付出和知识产权保护，商城里的许多内容是需要付费的。

3. WPS 文字提供了全屏显示、阅读版式、页面视图、大纲视图和 Web 版式视图五种视图。全屏显示视图只保留了标题栏和编辑区，重心放在内容显示和简单编辑上；阅读版式视图以图书翻阅样式分栏显示文件内容，用户可以借助"目录导航""突出显示"等工具体验读书的习惯性和功能型；页面视图是 WPS 文字的默认视图，是用户输入、编辑、排版文件的主要工作视图；大纲视图主要针对 WPS 文字长文档，它采用类似资源管理器的目录层级结构形式展示、编辑、调整文档；Web 版式视图以网页的形式显示浏览 WPS 文字文档，适用于发送电子邮件和创建网页等。

4. 剪贴板是计算机内存中的一块临时存放信息区域，是大小可随存放信息的大小而变化的内存空间，具体说就是系统内存的一块 RAM 区域或一部分虚拟内存，用来临时存放剪切或复制的信息。这些存放的信息种类可以多种多样。常用的剪贴板有 Windows 系统剪贴板和应用程序剪贴板。

5. 在文档编辑过程中，使用"查找和替换"可以完成查找某些文本内容、将某些文本内容用另外的文本内容替换或者删除某些文本内容。它不仅可以快速完成批量替换，而且可以实现特殊格式和控制符的替换，如"手动换行符""段落标记"等。

6. 脚注和尾注是对正文内容的补充说明，通常脚注是与本页内容有关的说明，位于每一页的底端，如注释；尾注是与整篇文档有关的说明，位于文档的末尾，如引用的参考文献；而批注用于联机审阅。插入脚注和尾注时，定位光标插入点，然后单击"引用"选项卡下的"插入脚注"或"插入尾注"按钮，光标插入点出现"插入脚注"或"插入尾注"的标志，在页末或文末输入"脚注"或"尾注"。插入批注时，定位光标，单击"审阅"选项卡下的"新建批注"按钮，在出现的"批注"区输入批注文本即可。

7. 项目符号指的是提纲式文档的前导符，如黑点、方块等；项目编号指的是系列性文本前面的序号。使用项目符号和编号可以使文档结构清晰，层次分明，使读者易于阅读，便于比较。

8. 版式是支撑幻灯片显示效果的格式和样式总称，它是由占位符组成，包括占位符的布局、排列、格式等，用户通过双击占位符输入或载入相应内容，如文本、图形、表格等。模板是预先设计好的、带有格式的一组幻灯片构成的演示文稿，是具有主题、背景和配色方案的现成演示文稿。母版是对演示文稿进行底层控制，实现幻灯片统一预设格式和外观效果，这些格式包括幻灯片标题及正文文字的位置和大小、项目符号的样式、背景图案等，每个演示文稿都有三种母版支撑：幻灯片母版、讲义母版和备注母版。

9. 工作簿是 WPS 表格应用程序的文档，是由工作表组成；工作表是由一些横向和纵向交叉的网格组成，横向的称为行，范围在 [1,2,3,...,1048567]，纵向的称为列，范围在 [A,B,C,...,XFD]，工作表的名称默认为 Sheet1,Sheet2,... 工作表数量只受内存限制；单元格是工作表中横向和纵向交叉的一个网格，也是 WPS 表格构成的基本最小单位，可用字母数字串命名，如 H2 表示处于第 H 列和第 2 行交叉处的单元格。

10. 在 WPS 表格中，数据筛选是指只显示数据清单中满足条件的数据部分，而将其他数据隐藏起来；分类汇总是指按照某一字段的取值对数据清单中的数据进行分类，分别计算每一类某项汇总指标；数据透视表是一种交互式报表，可以快速合并和比较大量数据，还可以旋转行和列以看到源数据的不同汇总，而且可显示感兴趣区域的明细数据。

11. 页面格式设置主要包括页面设置、背景设置、页面边框设置、文字方向设置及页眉和页脚设置等内容；页面格式设置的主要作用是使页面美观、整洁明快，使阅读者有一种美的享受。

12. "配色方案"命令可以对幻灯片需要强调的部分重新着色，"背景"命令可以对需要突出重点的幻灯片用区别于其他幻灯片的背景颜色设置。

二、单选题

1. C	2. D	3. D	4. C	5. B	6. A
7. B	8. B	9. B	10. A	11. B	12. D
13. D	14. A	15. B	16. D	17. C	18. D
19. C	20. D				

三、填空题

1. 标题栏、功能选项卡、工具栏、编辑区　　2. Ctrl+A　　3. 打印
4. 首行缩进、左缩进、右缩进、悬挂缩进　　5. 1、3　　6. =D3*F3
7. 混合　　8. FALSE　　9. A4+$B$3　　10. 排序　　11. 幻灯片浏览视图
12. .dps　　13. 插入　　14. "审阅"选项卡中的"字数统计"按钮

【习题4　参考答案】

一、简答题

1. 多媒体信息的广泛应用，得益于一整套处理和应用它的先进技术，即将计算机数字处理技术、视听技术和现代通信技术融为一体的新技术。通常多媒体技术是指把文字、音频、视频、图形、图像、动画等多媒体信息通过计算机进行数字化采集、获取、压缩/解压缩、编辑、存储等加工处理，再以单独或合成形式表现出来的一体化技术。所以，多媒体技术就是计算机综合处理多种媒体的技术。

2. （1）多样性。信息媒体的多样性是指计算机能处理多种信息媒体，也就是能对不同的输入信息可以经过加工、变换或处理输出新的信息，而不是简单的记录和重放。（2）交互性。传统的媒体只能单向地、被动地传播信息，而多媒体技术则可以实现人对信息的主动选择、编辑和控制，即人机交互操作。（3）集成性。多媒体的集成性主要表现在两个方面，一方面是信息媒体的集成，即将各种不同的媒体信息有机地同步，集成为一个完整、协调的多媒体信息。将文字、声音、图形、图像、动画和视频集成一体，使其以更加自然逼真的方式表现丰富多彩的教学环节，图文声并茂；另一方面是各种不同的显示或表现媒体设备的集成。（4）实时性。多媒体技术还表现在信息处理的实时性。

3. 多媒体信息处理的主要特点有：数据类型复杂、数据信息量大、数据的实时性要求高、数据分布性广、数据的交互性强。

4. BMP（Bitmap，位图）、JPEG、GIF、WMF、PSD、EMF、PNG、EPS、TGA、SVG、TIFF。

5. 数据压缩指在一定限度失真的前提下，对原始冗余对象进行较大程度的压缩。JPEG 标准和 MEPG 标准是目前比较流行的两大国际压缩标准。常用的数据压缩软件有狸窝视频格式转换器和会声会影。

6. 虚拟现实（Virtual Reality，VR）是一种可以创建和体验虚拟世界的计算机系统。它充分利用计算机硬件与软件资源的集成技术，提供了一种实时的、三维的虚拟环境（Virtual Environment），使用者完全可以进入虚拟环境中，观看计算机产生的虚拟世界，听到逼真的声音，在虚拟环境中交互操作，有真实感，可以讲话，并且能够嗅到气味。

虚拟现实具有以下三个基本特征：沉浸（Immersion）、交互（Interaction）和构想（Imagination），即通常所说的3I。

二、单选题

1. B	2. C	3. D	4. D	5. D	6. D
7. D	8. A	9. A	10. D	11. C	12. A
13. A	14. B	15. A	16. A	17. D	18. D
19. C	20. D	21. C	22. D	23. B	

【习题5　参考答案】

一、简答题

1. 计算机网络是指将有独立功能的多台计算机，通过通信设备线路连接起来，在网络软件的支持下，实现彼此之间资源共享和数据通信的整个系统。计算机网络的基本功能是数据通信和资源共享。

2. 计算机网络拓扑结构是指网络中通信线路和站点（计算机或设备）的几何排列形式。常见的网络拓扑结构有星形、总线形、树形、环形和网状。

3. 在一个TCP/IP架构的网络环境中，DNS是一个非常重要而且常用的系统。主要的功能就是将人易于记忆的主机名与人不容易记忆的IP地址进行转换。

4. 子网掩码是一个32位地址，用于屏蔽IP地址的一部分以区别网络标识和主机标识，并说明该IP地址是在局域网上，还是在远程网上。

A类：11111111000000000000000000000000　　255.0.0.0
B类：11111111111111110000000000000000　　255.255.0.0
C类：11111111111111111111111100000000　　255.255.255.0

二、单选题

1. D	2. C	3. D	4. A	5. B	6. D
7. C	8. B	9. A	10. C	11. B	12. D
13. A	14. D	15. A			

三、填空题

1. 局域网、广域网　　2. URL　　3. 通信子网　　4. HTTP
5. 路由器　　6. DNS　　7. 防火墙　　8. Internet服务提供商
9. 通信协议、TCP/IP　　10. SMTP

【习题6　参考答案】

一、简答题

1. Flash工作环境中包括场景、舞台、时间轴、工具箱和各种面板。它们的作用是：

（1）场景：用来组织不同主题的动画。

（2）舞台：又称"编辑区"，是进行绘图和编辑动画的地方。

（3）时间轴：是进行Flash动画创作和编辑的重要工具。

（4）工具箱：用来进行图形设计。

（5）"库"面板：用来存放和组织可反复使用的动画元件。

（6）其他面板：提供大量的有关 Flash CS6 对象的各种信息，如帧的状态、实例的属性、颜色等。

2. 例如创作文字遮照动画——"救死扶伤"。

操作方法：

（1）按【Ctrl+N】组合键新建一个动画。

（2）选择"文件"→"导入到库"命令，选择一个图片文件，将其导入到库。

（3）按【Ctrl+F8】组合键，创建图形元件"元件1"，在元件编辑窗口，从库中拖入图片，并使用任意变形工具调整其大小。

（4）返回"场景1"，从库中拖入元件1于舞台左边，单击第20帧，按【F6】键插入关键帧，按【Shift】键的同时拖动对象于舞台右边。

（5）右击第1帧，在弹出的快捷菜单中选择"创建传统补间"命令。

（6）增加"图层2"，在第1帧处输入文本"救死扶伤"。

（7）单击第20帧，按【F5】键插入帧。

（8）右击"图层2"，在弹出的快捷菜单中选择"遮罩层"命令。

（9）按【Ctrl+S】组合键保存动画。

（10）按【Ctrl+Enter】组合键预览动画。

3. 动画的每个场景都是由许多的帧和层组成的。在时间轴上，行就是层，列就是帧。用层将运动对象隔离开来，以免对象间相互影响。层就像一张透明的纸，透过一张纸的空白部分可以看到下面纸的内容，而纸上有内容的部分将盖住下面相同部位的内容，所以可以通过改变纸张（层）的次序来改变所见的内容。

新建一个 Flash 动画时，只有一个层。在创作的过程中，可以增加所需要的层来组织动画。在每一层上绘制或编辑的对象不会影响到其他层上的对象。层分为5种类型：一般层、遮照层、被遮照层、引导层和被引导层。层控制区上有一些功能按钮可用于对层进行编辑：

（1）"显示/隐藏"按钮：单击该按钮将对全部层实行显示或隐藏操作，单击该按钮下方相应的层的位置可以显示或隐藏该层。

（2）"锁定/解锁"按钮：单击该按钮将对全部层实行锁定或解锁操作，单击该按钮下方相应的层的位置可以锁定或解锁该层，用户无法在锁定的层中进行编辑。

（3）"外框"按钮□：单击该按钮将切换全部层是否仅显示图形外框，单击该按钮下方相应的层的位置可以切换该层是否仅显示图形外框。

（4）"添加层"按钮：单击该按钮将在当前层的上方增加一个层。

（5）"添加图层文件夹"按钮：该按钮可以让用户建立一个图层文件夹，这样用户可以把相关的层放在一起，对于层数很多的 Flash 文档管理很方便。

（6）"删除层"按钮：删除当前层，是可恢复的删除。

4. 在 Flash 的时间帧面板上，在一个时间点（关键帧）绘制一个形状，然后在另一个时间点（关键帧）更改该形状或绘制另一个形状，两者之间的帧值或形状由 Flash 来自动创建的动画被称为"补间动画"。

在 Flash 中补间动画有两种，一种是运动补间，另一种是形状补间。

运动渐变动画的制作的要点是：

（1）运动的对象必须是元件类型。不是元件的对象需通过"修改"菜单转变成元件。

（2）在时间轴面板关键帧处的快捷菜单中选择"创建传统补间"命令。

形状渐变动画的制作要点是：

（1）渐变的对象必须是分离的。

（2）在时间轴面板的快捷菜单中选择"创建补间形状"命令。

形状补间与运动补间的主要区别在于形状补间不能应用到元件上，必须是被打散的图形（图形显示出掺杂白色小点）之间才能产生形状补间；而运动补间对象必须是不被打散的元件。

5. 时间轴中每一个小方格在动画中都表示一个帧，即空白帧。在 Flash 中，帧有几种存在的形式，有控制动画的开始或结束的关键帧，它决定动作的关键画面；有没有任何内容的空白关键帧；还有贯穿于开始和结束关键帧之间的过渡关键帧，两个关键帧的中间可以没有过渡帧（如逐帧动画），但过渡帧前后肯定有关键帧。

如果该层没有任何对象，那么在该层任意一帧处单击后，按快捷键【F6】或者【F7】都是插入空白关键帧；如果该图层有对象，那么按快捷键【F7】插入空白关键帧，按快捷键【F6】插入关键帧，关键帧上有一个黑点，空白关键帧以空心圆表示。

选中关键帧后面的某个帧，按快捷键【F5】即可将当前关键帧扩展，即生成静止帧，静止帧是灰色块或者浅绿色块，它延续前一关键帧的状态到此帧。

插值帧是当对关键帧使用"补间"时，Flash 自动完成动画过渡的一系列帧，插值帧上有一个长箭头。

6. 时间轴中每一个小方格在动画中都表示一个帧，可以通过对帧的一些操作完成动画创作，如复制帧、移动帧、删除帧、清除帧和帧的反转等操作。

（1）运动渐变的关键帧是黑色的实关键帧，关键帧之间是一个浅蓝色背景的黑色箭头。

（2）形状渐变的关键帧是黑色的实关键帧，关键帧之间是一个浅绿色背景的黑色箭头。

（3）关键帧之间如果是虚线，则表示渐变模式错误。

（4）单个实关键帧的内容在其后的帧中得到保留，表现为灰色的背景。

（5）关键帧上有个小写的"a"字，表示给此帧设置了交互动作。

元件是创建 Flash 动画的重要元素，是存放在库中可反复使用的影片剪辑、按钮、图形。元件可以是一个独立的对象，也可以是一段小动画。创建元件后，Flash 动画自动将其添加到元件库中，以后需要时可直接从元件库中直接调用。元件从库中取出，拖放到舞台上，就生成了该元件的一个实例。当元件被重新编辑后，引用它的所有的实例将会随之改变。

7. 在 Flash 中声音作为一个元件保存到图库中，选择"文件"→"导入"命令，将 AIFF、WAV、MP3 格式的音频文件导入动画中，就像导入其他图形文件一样。Flash 将音频与位图和元件一起存放在库中。

选择需要添加音频的帧，并插入关键帧，从符号库中将音频拖入即可；或者选择需要添加音频的帧，并插入关键帧，打开"属性"面板，在声音下拉列表中选取一个音频文件。

8. Flash 提供了导入视频的功能，支持目前网络上流行的视频文件格式，如 FLV 和 F4V。

导入视频文件的方法是：选择"文件"→"导入"→"导入视频"命令，弹出"导入视频"对话框。选择需要导入的视频文件，当单击"导入视频设置"对话框中的"确定"按钮后，导入的视频自动就添加到舞台上，同时也被导入到元件库中。

如果引用导入到元件库中的视频文件，选择一个关键帧，打开"库"面板，从元件库中将视频拖入舞台即可。

9. 首先导入声音文件：选择"文件"→"导入"→"导入到库"命令，弹出对话框后选择需要导入的声音文件，单击"确定"按钮后，声音文件自动被导入到库中。

选择"插入"→"新建元件"命令，创建一个按钮元件，在"按下"帧处插入关键帧并将库中音频文件拖入舞台，则此音频加入该关键帧上。

回到"场景 1"中，将库中按钮元件拖到舞台上，播放动画，当鼠标按下此按钮时，可以启动声音文件。

10. Action Script 的编辑环境就是"动作"面板。打开"动作"面板的方法有三种，分别是：

（1）任意选取一个关键帧，然后选择"窗口"→"动作"命令即可打开动作面板。

（2）右击按钮、任意类型的帧或影片剪辑，然后从弹出的快捷菜单中选择"动作"命令。

（3）按快捷键【F9】。

可以从面板左侧窗口最上面下拉列表中选择 Action Script 1.0&2.0，再选择全局函数，再选择影片剪辑控制、时间轴控制等，选择所需的语句，在右侧"动作脚本编辑区域"进行添加、删除和改变顺序等操作，还可以在"参数区域"输入必要的参数。

也可以在"脚本编辑区域"直接输入动作脚本，更便于对脚本的编辑。

二、单选题

1. B 2. D 3. B 4. A 5. B 6. A
7. C 8. A 9. A 10. B

三、填空题

1. Ctrl+Enter
2. 影片剪辑、按钮、图形
3. 逐帧动画
4. Ctrl+B
5. F6
6. 动作代码
7. 每次移动鼠标时启动此动作
8. fla、swf
9. 让播放头跳转到当前场景的第 2 帧并从该帧开始播放
10. 引导层、轨迹

【习题 7 参考答案】

一、简答题

1. 图层功能，可以将图像不同组成部分放置在不同的图层中，从而方便地修改图像，简化图像操作，使图像编辑更具有弹性。使用图层可以在不影响整个图像中大部分元素的情况下，处理其中一个元素。可以把图层想象成是一张叠起来的透明胶片，每张透明胶片都有不同的画面，改变图层的顺序和属性可以改变图像的最后效果。通过对图像的操作，使用它的特殊功能可以创建很多的复杂的图像效果。

2. 通道主要分为两大类：色彩通道及选择通道。色彩通道用于存储色彩信息。色彩通道的名称和数量都是由当前的图像模式决定的，不可以任意调整。当改变某个色彩通道中的色彩时，图像上的色彩也会发生变化。选择通道用于存储图像的选择信息，以备将来的修改。选择通道可以任意建立，但图像的总通道数不可以超过 24 个。

3. B 超扫描图像、彩色多普勒超声图像、核磁共振（MRI）图像、CT 图像、PET 图像、SPECT 图像、数字 X 光机（DX）图像、X 射线透视图像、各种电子内窥镜图像，显微镜下的病理切片图像等。

4. 主要有 3 个方面的特点：灰度上的含糊性、局部体效应、不确定性。

5. 辅助医生诊断，仿真多角度扫描，数字解剖模型，手术教学训练，制订手术规划，放射治疗，手术导航与术中监护，治疗规划，虚拟内窥镜，脑功能和结构研究，远程医疗等。

6. 图像锐化可以增强图像中物体的边缘和轮廓，便于提取物体特征，进而对物体进行识别和分析。能够进行锐化处理的图像必须要求有较高的信噪比，否则，图像锐化后，信噪比更低。因为锐化将使噪声受到比信号还强的增强，所以一般是先去除或减轻干扰噪声后，才进行锐化处理。

7. Photoshop 中的通道与蒙版是两个高级编辑功能，通道存储不同类型信息的灰度图像，对编辑的每一幅图像都有巨大的影响，是 Photoshop 必不可少的一种工具。蒙版用来保护被遮蔽的区域，具有高级选择功能，同时也能对图像的局部进行颜色的调整，而使图像的其他部分不受影响。

8. （1）任何色调在高饱和度时都具有特定的亮度，假如亮度改变，饱和度就会减低。

（2）高饱和度的色调加白或加黑，降低了该色相的饱和度，同时也提高或降低了该色调的亮度。

（3）高饱和度的色调与之不同亮度的灰色相加，降低了该色彩的饱和度，同时使亮度向该灰色的亮度靠拢。高饱和度的色调如果与同亮度的灰色混合，可构成色相相同、亮度不同的系列。

9. "动作"面板主要有暂停动作、禁止动作、停止动作、开始记录、创建新组、新建动作和删除动作等功能。

10. 当前，医学图像处理面临的主要任务是研究新的处理方法，构造新的处理系统。未来发展方向大致可归纳为以下几点：

（1）图像处理技术将向高速、高分辨率、多媒体化、智能化和标准化方向发展。

（2）图像、图形相结合，朝着多维立体成像的方向发展。

（3）新理论与新算法研究。

二、选择题（单选与多选）

1. AB   2. ABC   3. B   4. B   5. A   6. B
7. B   8. B   9. B   10. A

三、填空题

1. RGB 模式、CMYK 模式   2. 向量图   3. 点阵图
4. 分辨率、分辨率   5. Ctrl   6. Ctrl、Ctrl+Alt
7. Shift   8. 背景色   9. 像素、锚点与路径
10. 将图像文件还原到最后一次保存时的状态

【习题 8 参考答案】

一、简答题

1. 可以用路径来连接。代码如下：

```
<%
Dim strconn,conn
    strconn="DRIVER=Microsoft Access Driver (*.mdb);DBQ=" _
    & Server.MapPath("数据库地址和名称")
    Set conn=Server.createobject("adodb.connection")
    conn.open strconn
If Err Then
    err.Clear
    Set conn=Nothing
    Response.Write "数据库连接出错，请检查连接字串。"
    Response.End
End If
%>
```

2. 可以。但是，ASP 是动态页面，有交互能力，而 HTML 不能实现这些交互。

3. GET 将表单数据附加到请求页面的 URL 地址后面。GET 方法用来传送少量数据，URL 的长度限制在 8 192 个字符以内。如果发送的数据量太大，数据将被截断，从而导致意外的处理结果。

POST 在 HTTP 请求中嵌入表单数据。POST 方法可用来发送大量数据，而且对于用户名、密码和信用卡等机密信息的发送，POST 方法比 GET 方法更安全。

4. 作用：实现网页之间数据传递，是一个存储在服务器端的对象集合。

原理：当用户请求一个 ASP.NET 页面时，系统将自动创建一个 Session；退出应用程序或关闭服务器时，该 Session 撤销。系统在创建 Session 时将为其分配一个长字符串标识，以实现对 Session 进行管理与跟踪。

5. Session 的生命周期是 Session 会话域，打开一个浏览器请求一个网站的页面后 Session 开始，当 Session 超过时间限制（一般是 20 min）后，Session 注销而失效或是人为使用 session.invalidate();；或是关闭浏览器后，Session 还存在，但此时已经无法获取 Session 了，过一会它还是失效。

6. Redirect 是指将网页重新定向到另一个新的网址，该定向发生在客户端，当执行到该语句时，客户端浏览器就会向相应的服务器端发出一个请求，然后该服务器端就会返回这个新的页面给客户端。

7. 两者都可以引导用户至另一个页面，但是超链接必须要用户单击才能生效，而 Redirect 可以自动引导用户至另一个页面。

8. Cookie 和 Session 都是有有效期限制的，可以根据实际情况进行设定。而 Application 对象没有有效期的限制，从应用程序启动后第一个用户开始访问到所有用户都结束访问，它一直是有效的。

9. （1）应用范围不同。Session 是对应某一个用户的。而 Application 是整站共用的。

（2）存活时间不同。Session 是在站点的页面从打开到被关闭之前一直生存的，关闭或跳转到其他网站就会使 Session 失效。而 Application 是从站点发布以来一直存活的，除非重启了站点服务。

Session 的中文是"会话"的意思，Session 代表了服务器与客户端之间的"会话"。利用 Session 可以存储浏览者的一些特定信息，如浏览者的姓名、性别、所用浏览器的类型以及访问停留时间等。Session 对个人信息的安全性构成了一定的威胁。

Application 对象是一个应用程序级的对象，它包含的数据可以在整个 Web 站点中被所有用户使用，并且可以在网站运行期间持久地保存数据。

10. 下载微软的 Windows Script Encoder，对 ASP 的脚本和客户端 JavaScript、VBScript 脚本进行加密。

二、单选题

1. B   2. C   3. C   4. A   5. A   6. C
7. B   8. A   9. C   10. C   11. A   12. B
13. C   14. C   15. D   16. C

三、填空题

1. VBScript   2. IIS   3. GET、POST

4. Application_OnStart、Application_OnEnd   5. 相对或虚拟路径、服务器上相应的物理目录

6. Connection、Command、Recordset   7. Request,

8. 服务器   9. http://localhost/   10. <%%>

11. 超文本置标语言或超文本链接标示语言(HyperText Mark-up Language)、头部(Head)、主体(Body)

12. <!--- 注释内容 --->

或者 // 注释内容   （在 css 或 javascript 中插入单行注释）

或者 /* 注释内容 */   （在 css 或 javascript 中插入多行注释）

13. Response.Redirect   14. Application   15. <!---#include file="a2.asp"--->

16. server.mappath(path)   17. 将服务器上的所有 Session 都删除

18. Unlock   19. 记录字段   20. 向下移动一条记录

【习题 9 参考答案】

一、简答题

1. 医院信息系统是指利用计算机软硬件技术和网络通信技术等现代化手段，对医院及其所属各部门的人

流、物流、财流进行综合管理，对在医疗活动各阶段产生的数据进行采集、存储、处理、提取、传输、汇总，加工成各种信息，从而为医院的整体运行提供全面的自动化的管理及各种服务的信息系统。

2. HIS 的数据流表示了医院的业务部门和管理部门是如何产生信息，并在"医疗、物资、财务"三大数据流中沟通。医院的业务管理和行政管理部门的职责是在医院业务进程中进行信息采集、信息处理分析和管理决策。参见主教材第 10 章图 10-4。

3. 医院信息系统由医院管理信息系统和临床医疗信息系统两大系统交合组成，由其信息的产生与流向，形成系统信息处理的双塔模型结构，参见主教材第 10 章图 10-5。医院的业务系统产生的大量数据既面向临床业务部门，也面向管理业务部门。这些数据在基础数据源中交织依存；在业务系统层和知识管理层中，为两类部门交叉调用和共享，按需要归类；在决策支持层，从这两类数据中提取信息和提升知识，各为其主。医院信息层次结构图也是医院信息系统设计的概念模型。

4. 根据《医院信息系统基本功能规范》，系统整体一般可以划分五大部分的分系统，每一分系统又可分成若干子系统，子系统还可划分成若干功能模块。各子系统间、模块间随时进行频繁的数据传输和处理，共同支持 HIS 的功能实现，HIS 的总体结构参见主教材第 10 章图 10-6。HIS 是一个非常庞大、复杂的信息系统；它以数据库为核心，通过网络，连接医院所有业务部门和管理部门，完成了对病人个体诊治过程的数据采集、处理、传输和存储的工作；实现对医护人员的临床决策支持和临床管理决策支持；实现了管理部门的数据采集、分析、归档和报表。

5. 临床诊疗部分主要以病人信息为核心，将整个病人诊疗过程作为主线，医院中所有科室将沿此主线展开工作。随着病人在医院中每一步诊疗活动的进行产生并处理与病人诊疗有关的各种诊疗数据与信息。整个诊疗活动主要由各种与诊疗有关的工作站来完成，并将这部分临床信息进行整理、处理、汇总、统计、分析等。此部分包括：门诊医生工作站、住院医生工作站、护士工作站、临床检验系统、输血管理系统、医学影像系统、手术室麻醉系统等。

6. 药品管理部分主要包括药品的管理与临床使用。在医院中药品从入库到出库，直到病人的使用，是一个比较复杂的流程，它贯穿于病人的整个诊疗活动中。这部分主要处理的是与药品有关的所有数据与信息。其中一部分是基本部分，包括药库、药房及发药管理；而另一部分是临床部分，包括合理用药的各种审核及用药咨询与服务。例如，门诊药房发药与配药模块，它主要完成对处方的配药、发药、退药等业务操作及对工作量统计的处理。

7. 经济管理部分属于医院信息系统中的最基本部分，它与医院中所有发生费用的部门有关，处理的是整个医院中各有关部门产生的费用数据，并将这些数据整理、汇总、传输到各自的相关部门，供各级部门分析、使用，并为医院的财务与经济收支情况服务。包括门急诊挂号，门急诊划价收费，住院病人入、出、转，住院收费、物资、设备，财务与经济核算等。

8. 综合管理与统计分析部分主要包括病案的统计分析、管理，并将医院中的所有数据汇总、分析、综合处理供领导决策使用，包括：病案管理、医疗统计、院长综合查询与分析、病人咨询服务。

9. HIS 对外提供了医院信息系统与医疗保险系统、社区医疗系统、远程医疗咨询系统等接口。

10. 建设 HIS 一般都必须经过几个基本的阶段：准备项目计划书，选择软件及软件供应商、硬件及网络集成商和合作伙伴，需求分析，系统设计与软件客户化，数据准备与装入，系统测试，用户培训，系统上线与维护。

11. 远程医疗是指医疗机构内采用计算机技术、网络技术和远程通信技术为异地医疗对象提供医疗服务的系统，它是一种医疗行为。在远程医疗过程中，医疗申请方和服务方分别位于两地，通过远程通信系统进行诊断、监护、检查、咨询和教育等信息交流。

自 1986 年 Mayo Clinie 创建第一个把麻省 Rochester 医疗中心与佛罗里达的 Jacksonville 医疗中心联起来的

商业化远程医疗系统以来，远程医疗经历了三十余年的发展。远程医学（Telemedicine）作为一种突破了医疗资源的分布和利用在时间和空间方面的诸多限制，更低成本、更高效率的工作模式正在世界范围内被日益广泛应用。

12. 远程监护、远程诊疗、图像存档传输系统、远程医学教育、远程信息服务。

13. 远程医疗的系统结构参见主教材第10章图10-11。远程医疗系统应是一个开放的分布式系统，系统应用现代信息通信技术（特别是双向视听技术）、数字技术和医学技术为远方患者提供医学服务，为异地医务工作者提供医学信息服务和开展学术交流。系统应具有远程诊断、信息服务、远程教育等多种功能，可进行远距离视频、音频交互，实现医学资料（包括数据、文本、图片和声像资料）的传输、存储、查询及显示。

14. 分别讨论远程监护、远程诊治和PACS系统的功能特点。（略）

15. 简述远程医疗系统的分类。（略）

16. 实地考察一到两个医院信息系统，写出综述报告。（略）

17. 医学影像存储与传输系统（Picture Archiving and Communication System，PACS）是利用计算机和网络技术对医学影像进行数字化处理的系统。它主要解决医学影像的采集和数字化，图像的存储和管理，数字化医学图像的高速传输，图像的数字化处理和重现，图像信息与其他信息的集成五个方面的问题。

18. PACS系统可分为以下三类：

（1）全规模PACS（Full-service PACS）：涵盖全放射科或医学影像学科范围，包括所有医学成像设备、有独立的影像存储及管理子系统、足够量的图像显示和硬胶片拷贝输出设备，以及临床影像浏览、会诊系统和远程放射学服务。

（2）数字化PACS（Digital PACS）：包括常规X-线影像以外的所有数字影像设备（如CT、MRI、DSA等），常规X线影像可经胶片数字化仪（Film Digitizer）进入PACS。具备独立的影像存储及管理子系统和必要的软、硬拷贝输出设备。

（3）小型PACS（Mini-PACS）：局限于单一医学影像部门或影像子专业单元范围内，在医学影像学科内部分地实现影像的数字化传输、存储和图像显示功能。

具备医学数字影像传输（DICOM）标准的完全遵从性，是现代PACS不可或缺的基本特征。在近年的文献中提出了"第二代PACS"（Hospital integrated PACS，Hi-PACS）的概念，其基本定义即指包括了模块化结构、开放性架构、DICOM标准、整合医院信息系统/放射信息系统（HIS/RIS）等特征的full-service PACS范畴。未来的PACS系统将以本地区、跨地区的广域网为基础，形成区域PACS网络，实现全社会医学影像的资源共享。

19. 一个PACS系统主要包括有图像采集、传输存储、处理、显示以及打印的功能。其硬件主要有接口设备、存储设备、主机、网络设备和显示系统。软件的功能包括通信、数据库管理、存储管理、任务调度、错误处理和网络监控等。

20. DICOM（Digital Imaging and Communications in Medicine）是医学数字成像和通信标准。它能更有效地在医学影像设备之间传输交换数字影像，这些设备不仅包括CT、MR、核医学和超声检查，而且还包括CR、胶片数字化系统、视频采集系统和HIS/RIS信息管理系统等。

21. DICOM标准文件包括14项内容，主要有：

第一部分：引言与概述，简要介绍了DICOM的概念及其组成。提供了整个DICOM标准的综述。包括历史、范围、目标和标准的结构，对标准的各部分都有简要的描述。

第二部分：兼容性，精确地定义了声明DICOM要求制造商精确地描述其产品的DICOM兼容性，即构造一个该产品的DICOM兼容性声明，它包括选择什么样的信息对象、服务类、数据编码方法等，每一个用户都可以从制造商处得到这样一份声明。

第三部分：利用面向对象的方法，定义了两类信息对象类：普通型、复合型。普通型的信息对象种类只包括那些现实中实体表现出的固有的属性。复合的信息对象种类可以扩展的包括那些与现实中实体相关的但不是固有的属性。

第四部分：服务类，说明了许多服务类，服务类详细论述了作用于信息对象上的命令及其产生的结果。一个服务类通过一个或多个命令控制一个或多个信息对象。服务种类规范声明了命令元的需求以及应用于信息对象的命令执行结果。服务种类规范既声明了供应者的需求又声明了通信服务使用者的需求。

第五部分：数据结构及语意，描述了怎样对信息对象类和服务类进行构造和编码。

第六部分：数据字典，描述了所有信息对象是由数据元素组成的，数据元素是对属性值的编码。

第七部分：消息交换，定义了进行消息交换通信的医学图像应用实体所用到的服务和协议。

第八部分：消息交换的网络通信支持，说明了在网络环境下的通信服务和支持 DICOM 应用进行消息交换的必要的上层协议。

第九部分：消息交换的点对点通信支持，说明了与 ACR—NEMA 2.0 兼容的点对点通信的服务和协议。

22. 放射科信息系统（Radiology Information System，RIS）是管理放射科内所有患者资料和科室日常工作的综合管理信息系统，也是高水平和高效率进行科研、教学、学术交流的现代化医疗信息管理平台之一。IS 系统的建立，对现代医院的放射检查过程实现了规范管理，从而提高放射检查工作的效率，充分发挥设备作用，以利于提高经济效益；而且还可以提高放射医生的工作质量，提高检查的准确性，对提高医院整体的医疗质量和效益有着非常重要的作用。RIS 系统不仅可以采集病人信息和形成诊断报告，而且可以把这些信息充分利用、分析并加以深化，使病人信息、疾病诊断、图像信息、教学、科研等资源得到积淀和升华。通过科室 RIS 系统的建立，提升科室的管理水平，培养有素质的技术队伍，优化工作流程和方便病人，有利于医、教、研的综合发展。

23. 公共卫生是组织社会共同努力改善环境卫生条件，控制传染病和其他疾病流行，培养良好的卫生习惯和文明的生活方式，提供医疗卫生服务，达到预防疾病、促进人民身体健康的一门科学。它涵盖了疾病预防、健康促进、提高生命质量等所有和公共健康有关的内容。它是以群体为中心的社区医学，具有以人为本，以全体人群为对象，以社区为基础，以政策为手段，以健康促进为先导的特点，进而演变为一种社会管理职能。而公共卫生信息系统则是服务于公共卫生系统的信息平台。

24. 公共卫生信息系统则是服务于公共卫生系统的信息平台。公共卫生信息系统依托国家、省、市、县区、乡镇的卫生行政管理机构，各级可建立相应的信息平台，但它们相互连网，各级向上级及以上机构报送信息，获取指令。形成一个全国性的公共卫生信息系统大网。

各级的信息系统完成的功能不一定完全一致。通常包括：①公共卫生资源管理系统；②数据中心管理平台系统；③公共卫生信息发布系统；④公共卫生决策分析系统；⑤医疗保障体系与社会医疗保险子系统；⑥医疗保险信息管理子系统；⑦社区卫生服务子系统。

25. 医疗保险信息管理系统（Management Information System of Medical Insurance，MIMIS）是指利用计算机、网络通信技术对医疗保险信息进行采集、传输、存储、处理，从而为医疗保险提供全面的、自动化管理的信息系统。其宗旨是建立在人力资源和社会保障部开发的核心平台基础之上，系统代码及数据库指标、社会保障卡（CPU 卡）严格按照人力资源和社会保障部的统一规定执行。

医疗保险信息管理系统主要由单位申报子系统、医保业务子系统、医保结算子系统、医保财务子系统、统计监测子系统、用户查询子系统、定点医院管理子系统、定点药店管理子系统组成，实现如下基本功能：

（1）单位申报参加医疗保险。

（2）医保业务信息管理。

（3）医保结算管理。

（4）医保财务管理。

（5）定点医院及药店管理。

（6）统计监测医保各部门的业务工作量。

（7）用户查询医保政策、缴费情况等。

26. 社区卫生信息系统（Community Health Information System，CHIS）是以计算机、网络技术、医学和公共卫生学知识为基础，以居民为中心，对社区医疗、保健信息进行采集、加工、存储、共享，并提出决策支持的管理系统。社区卫生信息系统是新的信息系统。

社区医疗信息的特点：

（1）社区医疗和医院临床医疗相类似，它的信息系统所包含的医疗信息类型与中心医院和专科医院相似，但种类单纯、数量减少、技术层面低。

（2）由于社区医疗的患者存在随时与中心医院和专科医院的双向转诊问题，所以对患者的医疗信息流通需求更迫切，对区域性的社区卫生信息网需求更迫切。

（3）由于社区医疗主要面向常见病、多发病，治疗内容较为简单、规范，更容易实现和推广电子病历。

二、选择题（单选与多选）

1. C   2. C   3. B   4. D   5. A   6. C
7. D   8. ABCD   9. ABC   10. BD

【习题10　参考答案】

一、简答题

1. 程序是计算机指令的集合，这些指令描述了计算机的一系列操作步骤。

使用计算机解决实际问题，通常是先要对问题进行分析并建立数学模型（数值计算类问题）或提出对数据处理的需求（非数值计算类问题），然后进行算法设计，并用某一种程序设计语言编写程序，最后调试程序，使之运行后能产生预期的结果。这个过程称为程序设计。

2. 算法是计算机解决问题的方法和步骤。

一个科学的算法具有以下特征：

（1）有穷性。一个算法必须保证执行有限步之后结束，而不能是无限的。这是显而易见的。更进一步说，有穷性是指在合理的范围内结束运算，如果一个算法需计算机执行几百年或更长时间才结束，这显然是不合理的。

（2）确定性。算法的每一步骤必须有确切的定义而不能模棱两可，算法中不能出现诸如"一个比较大的数"等模糊描述。

（3）有零个或多个输入。

（4）有一个或多个输出。算法是为了解决问题，一个没有输出的算法不能解决任何问题，因而它是没有意义的。

（5）有效性。算法中的每一个步骤都应当能有效地执行，并得到确定的结果。例如，若 $n=0$ 则执行 m/n 是无法有效执行的。

描述算法有多种不同的工具：自然语言、流程图、结构化流程图和伪代码等。

3. 冒泡排序法是每趟将相邻的两个数两两进行比较，若满足排序次序，则进行下一次比较，若不满足排序次序，则交换这两个数，直到最后。总的比较次数为 n−1 次，此时最后的元素为最大数或最小数，此为一趟排序。接着进行第二趟排序，方法同前，只是这次最后一个元素不再参与比较，比较次数为 n−2 次，依此类推。

作为折半查找的表必须是顺序存储的有序表，即表采用顺序结构存储，表中的元素按关键字值递增（或递减）

排列。假设表中的关键字值递增排列,则折半查找的实现方法是:首先取整个有序表的中间元素 Am 的关键字同给定值 x 比较,若相等,则查找成功;否则,若 Am 的关键字小于 x,则说明待查元素只可能落在表的后半部分中,接着只要在表的后半部分子表中查找即可;若 Am 的关键字大于 x,则说明待查元素只可能落在表的前半部分中,接着只要在表的前半部分子表中查找即可。这样,经过一次与关键字的比较,就缩小一半的查找空间,重复进行下去,直到找到关键字为 x 的元素,或者表中没有待查元素(此时查找区间为空)为止。

4. 采用折半查找的思路,请自行画出流程图。(略)

5. 可视化程序设计利用可视化程序设计语言本身所提供的各种工具构造应用程序的各种界面,使得整个界面设计是在"所见即所得"的可视化状态下完成。相对于编写代码方式的程序设计而言,可视化程序设计具有直观形象、方便、高效等优点。

可视化程序设计也是基于面向对象的思想,但不需通过编写程序代码的方式来定义类或对象,而是直接利用工具箱中提供的大量界面元素(在 Visual Basic 中称为控件),在设计应用程序界面时,只需利用鼠标把这些控件对象拖动到窗体的适当位置,再设置它们的属性,就可以设计出所需的应用程序界面。界面设计不需要编写大量代码,底层的一些程序代码由可视化程序设计语言自动生成。

6. Raptor 是一个用流程图形式实现简单"编程"的环境,能生成问题求解的结果。相当于某种程序语言,但 Raptor 没有语句,用流程图形式表达问题求解思路,更适合问题求解思路的描述。适合初学者学习编程思路。但 Raptor 没有复杂的数据对象,难以表达复杂问题。

二、单选题

1. C   2. D   3. C   4. D   5. A   6. C

三、填空题

1. 分析问题,确定数学模型、设计算法、画出流程图、选择编程工具,按算法编写程序、调试程序,分析输出结果

2. 源程序、目标程序   3. 循环   4. 对象   5. 封装   6. $n(n-1)/2$

【习题 11　参考答案】

一、简答题

1. 网络安全的五个基本要素是:保密性、完整性、可用性、可控性和不可否认性。

2. 对称加密算法其特征是接收方和发送方使用相同的密钥,即加密密钥和解密密钥是相同或等价的。

公钥加密算法其特征是接收方和发送方使用的密钥互不相同,而且几乎不可能从加密密钥推导出解密密钥。

对称加密算法由于双方使用相同的密钥,保密性和不可否认性很难实现。

公钥加密算法的优点是可以适应网络的开放性要求,且密钥管理问题也较为简单,尤其可方便地实现数字签名和验证。但其算法复杂,加密数据的速率较低。

3. MD5 消息摘要算法得到的是 128 个比特位的数据,结果通常是用 32 位 16 进制数来呈现。

二、单选题

1. C   2. A   3. B   4. B、A   5. E   6. D

第3篇

模拟试题与参考答案

模拟试题 1

一、单选题

1. 在计算机中，存储信息速度最快的设备是（　　）。
   A. 内存　　　　　　B. 高速缓存　　　　C. 软盘　　　　　D. 硬盘

2. 在微机系统中，任何外围设备必须通过（　　）才能实现主机和设备之间的信息交换。
   A. 接口　　　　　　B. 电缆　　　　　　C. 电源　　　　　D. 总线插槽

3. （　　）操作系统允许在一台主机上同时连接多台终端，多个用户可以通过各自的终端同时交互地使用计算机。
   A. 网络　　　　　　B. 分布式　　　　　C. 分时　　　　　D. 实时

4. 在计算机系统中，操作系统是（　　）。
   A. 处于系统软件之上的用户软件　　　　B. 处于应用软件之上的系统软件
   C. 处于裸机之上的第一层软件　　　　　D. 处于硬件之下的低层软件

5. 计算机算法必须具备输入、输出、（　　）五个特性。
   A. 可执行性、可移植性和可扩充性　　　B. 可执行性、确定性和有穷性
   C. 确定性、有穷性和稳定性　　　　　　D. 易读性、稳定性和安全性

6. 在 Windows 中，应用程序之间的信息传递经常通过（　　）完成。
   A. 屏幕　　　　　　B. 键盘　　　　　　C. 剪贴板　　　　D. 磁盘

7. HTML 的正式名称是（　　）。
   A. 主页制作语言　　　　　　　　　　　B. 超文本置标语言
   C. WWW 编程语言　　　　　　　　　　D. Java 语言

8. 下列字符中，其 ASCII 码值最大的是（　　）。
   A. 9　　　　　　　　B. D　　　　　　　　C. a　　　　　　　D. y

9. 关于 Windows 的注册表，以下描述最合适的是（　　）。
   A. 用于登记访问 Windows 的用户
   B. 存放控制系统运行的各种配置参数和设备描述
   C. 是对用户进行操作记录的数据库
   D. 是记录应用程序运行的数据库

10. 在站点中建立新的网页文件，其默认的文件扩展名为（　　）。
    A. htm/html　　　　B. vbs　　　　　　　C. js　　　　　　　D. asp

11. ASP 网页是在（　　）执行的。
    A. 客户端浏览器　　　　　　　　　　　B. 服务器端
    C. 不一定　　　　　　　　　　　　　　D. 第一次在服务器端，以后在客户端

12. 反映现实世界中实体及实体间联系的信息模型是（　　）。
    A. 关系模型　　　　B. 层次模型　　　　C. 网状模型　　　D. E-R 模型

13. 在 DBS 中，DBMS 和 OS 之间的关系是（　　）。
    A. 相互调用　　　　　　　　　　　　　B. DBMS 调用 OS
    C. OS 调用 DBMS　　　　　　　　　　 D. 并发运行

14. 当在页面中使用一张具有数千种颜色的照片时，应该选择（　　）图像类型。
    A. BMP   B. GIF   C. JPEG   D. MPEG
15. SQL 中，SELECT 语句的执行结果是（　　）。
    A. 属性   B. 数据库   C. 元组   D. 表
16. 在数据库中存储的是（　　）。
    A. 数据以及数据之间的联系   B. 数据模型
    C. 数据   D. 信息
17. JPEG 是用于（　　）的编码标准。
    A. 静态图像   B. 音频数据   C. 视频图像   D. 音频和视频数据
18. 下面对视频采集卡功能的说法中，不正确的说法是（　　）。
    A. 视频采集卡能够完成视频信号的 A/D 采集
    B. 视频采集卡能够完成数字视频信号的 D/A 转换和回放
    C. 视频采集卡能完成音频信号的采集和回放
    D. 有些视频采集卡具有 MPEG 压缩和解压芯片
19. 合法的 IP 地址是（　　）。
    A. 202:144:300:65   B. 202,112,144,70
    C. 202.112.144.70   D. 202.112.70
20. 网桥用于连接两个或多个物理网段，可以称得上是一种真正意义上的网络互连设备。它主要进行帧的存储和转发，工作在 OSI 参考模型中的（　　）。
    A. 物理层   B. 网络层   C. 应用层   D. 数据链路层
21. Flash 的全局函数使用（　　）标识符。
    A. _global   B. global
    C. var   D. 只要定义在时间轴上就可以
22. 音频与视频信息在计算机内是以（　　）表示的。
    A. 模拟信息
    B. 数字信息
    C. 模拟信息或数字信息
    D. 某种转换公式
23. Excel 中有一图书库存管理工作表，数据清单字段名有图书编号、书名、出版社名称、出库数量、入库数量、出入库日期。若统计各出版社图书的"出库数量"总和及"入库数量"总和，应对数据进行分类汇总，分类汇总前要对数据排序，排序的主要关键字应是（　　）。
    A. 入库数量   B. 出库数量   C. 书名   D. 出版社名称
24. 在 Windows 中，"回收站"是（　　）。
    A. 软件盘上的一块区域
    B. 硬盘上的一块区域
    C. 内存中的一块区域
    D. 光盘中的一块区域
25. 在 Word 中，"剪切"和"复制"命令呈浅灰色而不能使用时，则表示（　　）。
    A. 选定的内容是页眉或页脚   B. 选定的内容太大，剪贴板放不下

C. 剪贴板中已有信息　　　　　　　　D. 在文档中没有选定任何信息

26. Word 中，准备打印第 5、9、12 至 20 页，在打印页码范围选项中输入（　　）。
    A. 5,9,12-20　　　B. 5 9 12-20　　　C. 5、9、12-20　　　D. 5-9-12,20

27. Alpha 通道最主要的用途是（　　）。
    A. 保存图像色彩信息　　　　　　　B. 创建新通道
    C. 存储和建立选择范围　　　　　　D. 是为路径提供的通道

28. 某编码方案用 8 位二进制数对颜色进行编码，最多可表示（　　）种颜色。
    A. 1 000　　　　　B. 10　　　　　C. 1 024　　　　　D. 256

29. 如果在图层上增加一个蒙版，当要单独移动蒙版时下面（　　）操作是正确的。
    A. 首先单击图层上的蒙版，然后选择"移动工具"即可
    B. 首先单击图层上的蒙版，然后选择全选，用"选择工具"拖动
    C. 首先要解除图层与蒙版之间的链接，然后选择"移动工具"即可
    D. 首先要解除图层与蒙版之间的链接，再选择蒙版，然后选择"移动工具"即可

30. 如果扫描的图像不够清晰，可用下列（　　）滤镜弥补。
    A. 噪音　　　　　B. 风格化　　　　C. 锐化　　　　　D. 扭曲

二、填空题

1. 基于冯·诺依曼思想而设计的计算机硬件由运算器、_____、_____和输入、输出设备五部分组成。

2. CPU 中的运算器的功能是进行算术运算和_____运算。

3. 在 Windows 中，查找文件或文件夹时，文件或文件夹名中常常用到通配符"*"和_____。

4. 在工作表区域 A1:D1 中依次输入数值 10、20、30、40，在区域 A2:D2 中的值依次为 2、5、6、7，在单元格 F2 中输入公式"= A$1+$B1+C1+$D$1"，将单元格 F2 复制到 F3，则 F3 显示的值_____。

5. 操作系统的五大管理功能包括：处理器管理、存储管理、文件管理、_____管理和作业管理。

6. 在 Excel 中，已知在单元区域 A1:A18 中已输入了数值数据，现要求对该单元区域中数值小于 60 的用红色显示，大于等于 60 的数据用蓝色显示，则可对 A1:A18 单元区域使用"格式"菜单的"_____"命令设置。

7. 为使文档显示的每一页面都与打印后的相同，即可以查看到在页面上实际的多栏版面、页眉和页脚等，应选择的视图方式是_____。

8. 设置高速缓存的目的是解决 CPU 的运算速度和_____的读写速度不平衡问题。

9. Access 数据库文件的扩展名是_____，PowerPoint 文档的扩展名是_____，Excel 文档的扩展名是_____。

10. Windows 是一种_____图形化操作系统。

11. Flash 是一种_____制作软件。

12. Photoshop 图像属于_____性质的图像。

13. Flash 文档的源文件扩展名为 FLA，能在浏览器中播放的 Flash 影片文件的扩展名为_____。

14. 在 B/S 结构中，B 指_____，S 指_____。

15. 在 Internet 上的各种网络和各种不同类型的计算机相互通信的基础协议是_____。

16. 高级语言源程序的翻译有两种方式：一种是解释方式，另一种是_____。

17. 在 Internet 上，用文件服务器传输文件使用的协议是_____。

18. Flash 通常是以_____技术在互联网上发布动画的，该技术是目前较为常见的发布方式。
19. 动态网页是由页面标记语言、客户端脚本语言和_____所构成的一个文本文件。
20. IP 地址（IPv4）由网络号和主机号组成，分 A、B、C、D、E 五类，用_____位二进制数表示。

三、判断题

1. 高级语言中的一条语句就是一条计算机指令。　　　　　　　　　　　　　　（　　）
2. 若一台微机感染了病毒，只要删除所有带毒文件，就能消除所有病毒。　　（　　）
3. 多媒体文件播放软件有 RealPlayer、Photoshop、超级解霸等。　　　　　　（　　）
4. PSD 格式是一种分层的且完全保存文件颜色信息的文件存储格式。　　　　（　　）
5. 多个对象要产生不同的位置渐变动画，前提条件是将多个对象分在不同的图层上。（　　）
6. 遮蔽图层正常情况下只能对它之上的图层产生遮蔽效果。　　　　　　　　（　　）
7. 在定义图案时，如果选取图像中的一部分使用的选框工具必须为矩形选框工具，且属性栏中的"羽化"值必须设置为"0"。　　　　　　　　　　　　　　　　　　　　　　　　　　　（　　）
8. 在 Photoshop 中利用通道可以进行选择区域保存。　　　　　　　　　　　　（　　）
9. 在 Access 中，可以利用窗体显示数据表中的数据。　　　　　　　　　　　（　　）
10. 脚本语言既可以嵌入到网页中运行，也可独立存在运行。　　　　　　　　（　　）

四、简答题

1. 在如图 3-1-1 所示的 Excel 学生成绩单中，算出各位同学的总分，并求出男、女同学外语、药理、免疫课程的平均分，请叙述主要操作步骤。

	A	B	C	D	E	F	G	H
1	学号	班级	姓名	性别	外语	药理	免疫	总分
2	08001	1	刘明卓	女	86	78	87	
3	08019	1	时靖间	男	68	60	88	
4	08021	1	杜晶	女	76	90	85	
5	08037	2	刘伟	男	78	78	55	
6	08048	2	肖大琳	女	70	82	93	
7	08052	2	郭明	男	92	88	90	

图 3-1-1　学生成绩单

2. 在 Flash 中，制作如图 3-1-2 和图 3-1-3 所示的动画效果，请叙述主要操作步骤。
要求：背景自己绘制；降落伞自己绘制；降落伞沿着编辑效果图中的曲线运动。

图 3-1-2　编辑效果图

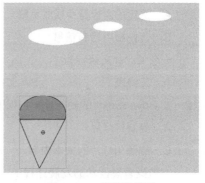

图 3-1-3　播放效果图

3. 简述"图案图章工具"的使用方法。

模拟试题 2

一、单选题

1. 计算机之所以能实现自动连续运算是由于采用了（　　）的原理结构。
   A. 数字结构　　　　B. 存储程序　　　　C. 集成电路　　　　D. 布尔逻辑

2. 在计算机中，存储信息速度最快的设备是（　　）。
   A. 内存　　　　　　B. 高速缓存　　　　C. 软盘　　　　　　D. 硬盘

3. 操作系统是管理和控制计算机（　　）资源的系统软件。
   A. CPU 和存储设备　　　　　　　　　B. 主机和外围设备
   C. 硬件和软件　　　　　　　　　　　D. 系统软件和应用软件

4. 在 Windows 中，当某个正在运行的程序失去控制时，可以采用（　　）将它强行结束。
   A. 计算机　　　　　B. 资源管理器　　　C. 任务管理器　　　D. 控制面板

5. 选定多个连续文件或文件夹的操作为：先单击第一项，然后按住（　　）键再单击最后一项。
   A. 【Alt】　　　　　B. 【Ctrl】　　　　C. 【Shift】　　　　D. 【Del】

6. 要快速完成复制和粘贴任务可利用的快捷键是（　　）。
   A. 【Ctrl+C】和【Ctrl+V】　　　　　B. 【Alt+C】和【Alt+V】
   C. 【Ctrl+D】和【Ctrl+V】　　　　　D. 【Ctrl+S】和【Ctrl+X】

7. 在 Word 2010 编辑状态下，若要进行选定文本行间距的设置，应该选择的操作是（　　）。
   A. 单击"开始"→"格式"按钮　　　　B. 单击"开始"→"段落"按钮
   C. 单击"开始"→"样式"按钮　　　　D. 单击"开始"→"字体"按钮

8. 在 Excel 中，最多能打开（　　）张表。
   A. 1　　　　　　　　B. 3　　　　　　　　C. 254　　　　　　　D. 255

9. 在 Word 中录入一段文字后，将字号由"五号"改为"四号"，则（　　）。
   A. 所有录入的文字都将变为四号字　　B. 当前光标所处的段落变为四号字
   C. 改变字号之前录入的文字变为四号字　D. 只对插入点后即将要录入的文字产生影响

10. 在 Word 中，"剪切"和"复制"命令呈浅灰色而不能使用时，则表示（　　）。
    A. 选定的内容是页眉或页脚　　　　　B. 选定的内容太大，剪贴板放不下
    C. 剪贴板中已有信息　　　　　　　　D. 在文档中没有选定任何信息

11. 一个 Excel 文档称为（　　）。
    A. 三维表　　　　　B. 工作簿　　　　　C. 平面表　　　　　D. 二维表

12. 在 PowerPoint 的幻灯片浏览视图中，可进行的操作有（　　）。
    A. 复制幻灯片　　　　　　　　　　　B. 幻灯片文本内容的编辑修改
    C. 删除幻灯片的文本内容　　　　　　D. 可以进行"自定义动画"设置

13. 在数据管理技术的发展过程中，经历了人工管理阶段、文件系统阶段和数据库系统阶段。其中数据独立性最高的阶段是（　　）。
    A. 数据库系统　　　B. 文件系统　　　　C. 人工管理　　　　D. 数据项管理

14. JPEG 是用于（   ）的编码标准。
    A. 音频数据　　　　B. 静态图像　　　C. 视频图像　　　D. 音频和视频数据
15. 下面对声卡功能的说法中，不正确的说法是（   ）。
    A. 声卡能够完成声音的 A/D 采集
    B. 声卡能够完成数字音频信号的 D/A 转换和回放
    C. 有些声卡能完成视频信号的采集和回放
    D. 有些声卡具有 MIDI 接口，可外接 MIDI 设备
16. 计算机病毒的特点是具有隐蔽性、潜伏性、传染性、可触发性和（   ）。
    A. 恶作剧性　　　　B. 入侵性　　　　C. 可扩散性　　　D. 破坏性
17. OSI 参考模型的第三层是（   ）。
    A. 数据链路层　　　B. 网络层　　　　C. 传输层　　　　D. 物理层
18. 学校对学生开设选修课程，一个学生可以选修多门课程，而一门课程也可以由多名学生选修，则实体集学生与实体集课程之间是（   ）的联系。
    A. 一对一　　　　　B. 一对多　　　　C. 多对一　　　　D. 多对多
19. Excel 中有一图书库存管理工作表，数据清单字段名有图书编号、书名、出版社名称、出库数量、入库数量、出入库日期。若统计各出版社图书的"出库数量"总和及"入库数量"总和，应对数据进行分类汇总，分类汇总前要对数据排序，排序的主要关键字应是（   ）。
    A. 入库数量　　　　B. 出库数量　　　C. 书名　　　　　D. 出版社名称
20. 在 Access 中表和数据库的关系是（   ）。
    A. 一个数据库可以包含多个表　　　B. 一个表只能包含两个数据库
    C. 一个表可以包含多个数据库　　　D. 一个数据库只能包含一个表
21. 在 Windows 中，"回收站"是（   ）。
    A. 软盘上的一块区域　　　　　　　B. 硬盘上的一块区域
    C. 内存中的一块区域　　　　　　　D. 光盘中的一块区域
22. 在 Windows 中连续进行了多次剪切操作后，"剪贴板"中存放的是（   ）。
    A. 空白　　　　　　　　　　　　　B. 最后一次剪切的内容
    C. 第一次剪切的内容　　　　　　　D. 所有剪切过的内容
23. Flash 中发生变化的时间点称为（   ）。
    A. 时间帧　　　　　B. 关键帧　　　　C. 普通帧　　　　D. 空白帧
24. 关于电子邮件，下列说法中错误的是（   ）。
    A. 发送电子邮件时，收发双方必须都在线
    B. 电子邮件比人工邮件传送更方便、快捷
    C. 电子邮件可以同时发送给多个用户
    D. 电子邮件中可以包含文字、图像、语音等信息
25. （   ）是目前 Internet 为人们提供的最主要的服务项目，它使人们可以在 Internet 各站点之间漫游，浏览从文本、图形到声音，乃至动态图像等不同形式的信息。
    A. E-Mail　　　　　B. FTP　　　　　C. Telnet　　　　D. WWW
26. 为能在网络上正确传送信息，制定了一整套关于传输顺序、格式、内容和方式的约定，称为（   ）。
    A. OSI 参数模型　　B. 网络操作系统　C. 通信协议　　　D. 网络通信软件

27. WWW 服务是基于（   ）协议。
    A. SNMP   B. SMIP   C. HTTP   D. Telnet
28. 在 Photoshop 中给文字图层执行滤镜效果时，首先要将文字进行（   ）命令转换。
    A. "图层"→"栅格化"→"文字"   B. "图层"→"文字"→"水平"
    C. "图层"→"文字"→"垂直"   D. "图层"→"文字"→"转换为形状"
29. 在 Internet Explorer 浏览器中，是通过下列（   ）技术来播放 Flash 动画的。
    A. DLL   B. COM   C. OLE   D. Active X
30. 用于从客户端获取信息的 ASP 内置对象是（   ）。
    A. Response   B. Request   C. Session   D. Application

二、填空题

1. 计算机中的总线分为数据总线、地址总线和_____。
2. 计算机系统中的数据以_____的形式存放在外部存储设备上。
3. 在安装了 Windows 的局域网中，只要打开 Windows 中的_____，就可浏览网上工作组中的计算机。
4. Word 字号中，阿拉伯数字越大表示字符越_____，中文字号越大表示字符越_____。
5. Word 文档中选择_____中的"页面设置"命令，可以对页边距和纸张类型参数进行设置。
6. 在 Excel 中，假定存在一个数据库工作表，内含姓名、专业、奖学金、成绩等项目，现要求对相同专业的学生按奖学金从高到低进行排列，则要进行多个关键字段的排列，并且主关键字段是_____。
7. 在 Excel 中，设 A1:A4 单元格区域的数值分别为 82、71、53、60，A5 单元格使用公式为 =If(Average(A$1:A$4)>=60," 及格 "," 不及格 ")，则 A5 显示的值是_____。
8. _____是计算机进行信息交换、并行处理的单位，它的表示与具体的机型有关。
9. Access 查询的三种视图分别是：设计视图、SQL 视图和_____视图。
10. 多媒体原始数据量非常庞大，在当前技术水平下，在存储和传输多媒体原始数据之前，常常对它进行数据_____处理。
11. 一幅大小为 64×64 像素，图像深度为 8 位的位图，其图像数据大小为_____KB。
12. WWW 是一个图形界面的超文本_____系统，通常称为万维网。
13. 高级语言源程序的翻译有两种方式，一种是解释方式，另一种是_____。
14. 进程是一个_____态概念，而程序是一个静态概念。
15. 数据库是指有组织地、动态地存储在_____上的相互联系的数据的集合。
16. 数据库管理系统常见的数据模型有层次模型、网状模型和_____。
17. IP 地址通常划分为五种类型，A 类地址的特征是最高位为 0，B 类地址的特征是最高两位为_____。
18. 每种语言相对而言都有各自的适用范围，Java 语言最适合于进行_____程序设计。
19. 从一个关系中取出所需属性组成一个新的关系的操作称为_____。
20. 在 Photoshop 系统中，新建文件默认分辨率值为_____像素/英寸，如果进行精美彩印刷图片的分辨率最少应不低于 300 像素/英寸。

三、判断题

1. ASCII 码是 7 位编码，可以用来表示 128 个字符。   (   )
2. 计算机要运行某个程序必须将其调入 RAM 中才能运行。   (   )
3. BMP 属于多媒体动态图像文件格式。   (   )

4. 在Windows及其应用程序中，当展开一个下拉菜单时，如果某些命令呈灰色，表示该命令当前可以执行。（   ）

5. 位也称比特（bit），它是计算机中存储的最小单位。（   ）

6. 在Photoshop中绘制的图像或打开的图片都是位图，适合制作细腻、轻柔的特殊效果。（   ）

7. 在相同的条件下，位图所占的空间比矢量图小。（   ）

8. 将时间和幅度都用离散数字表示的信号称为模拟信号。（   ）

9. 要创建路径引导动画必须先为需要运动的对象设置一个路径引导层。（   ）

10. 主键是在关系中可以用来唯一地标识一个元组的属性或属性组。（   ）

四、简答题

1. 在Excel中，分析一种针灸疗法是否对减肥具有显著作用。现随机抽取了12名病人治疗前后的体重数据（单位：kg），进行t-检验测试，结果如图3-2-1所示。请叙述本次t-检验的操作步骤，并根据结果判断该针灸疗法是否对减肥是否具有显著作用。

2. 在Flash中，制作如图3-2-2和图3-2-3所示的动画效果，请叙述主要操作步骤。

图3-2-1 体重数据

要求：背景自己绘制；甲壳虫自己绘制；甲壳虫沿着编辑效果图中的曲线运动。

图3-2-2 编辑效果图

图3-2-3 播放效果图

3. 简述"仿制图章工具"的使用方法。

模拟试题3

一、单选题

1. 下列语言中，使用（   ）编写的程序的执行速度最快。
    A. 机器语言 B. 高级语言
    C. 面向对象的程序设计语言 D. 汇编语言

2. 冯·诺依曼为现代计算机的结构奠定了基础，他的主要设计思想是（   ）。
    A. 虚拟存储 B. 数据存储 C. 程序存储 D. 采用电子元件

3. （   ）是目前Internet为人们提供的最主要的服务项目，它使人们可以在Internet各站点之间漫游，浏览从文本、图形到声音，乃至动态图像等不同形式的信息。

  A．E-mail   B．FTP   C．Telnet   D．WWW

4．下列有关操作系统的描述，（　　）是错误的。

  A．具有文本处理功能   B．方便使用计算机系统

  C．MS-DOS 是一种操作系统 D．用户与计算机之间的界面程序

5．在 Windows 中，应用程序之间的信息传递经常通过（　　）完成。

  A．屏幕   B．键盘   C．剪贴板   D．磁盘

6．Windows 的系统环境参数可以进行调整或重新设置，这些功能主要集中在（　　）。

  A．资源管理器 B．附件   C．控制面板   D．我的文档

7．当在页面中使用一张具有数千种颜色的照片时，应该选择（　　）图像类型。

  A．BMP   B．GIF   C．JPEG   D．MPEG

8．显示"学生"表的全部信息所用的 SQL 语句是（　　）。

  A．SELECT 学生 ALL   B．SELECT * FROM 学生

  C．SELECT ALL FROM 学生 D．SELECT 学生

9．下列不属于 DBMS 功能的是（　　）。

  A．数据传输 B．数据定义 C．数据库运行管理 D．数据操纵

10．在关系数据库中，元组的集合称为关系，通常将能唯一标识元组的属性或最小属性组称为（　　）。

  A．主键   B．索引   C．标记   D．字段

11．下列图像文件格式压缩比最大的是（　　）。

  A．BMP   B．GIF   C．JPEG   D．MPEG

12．要把一台普通的计算机变成多媒体计算机要解决的关键技术是（　　）。

（1）视频音频信号的获取   （2）多媒体数据压编码和解码技术

（3）视频音频数据的实时处理和特技 （4）视频音频数据的输出技术

  A．(1)(2)(3) B．(1)(2)(4) C．(1)(3)(4) D．全部

13．在超文本和超媒体中不同信息块之间的连接是通过（　　）连接。

  A．结点   B．字节   C．链   D．字

14．在 Flash "场景 1"中，若想通过鼠标按下按钮后释放时转到"场景 2"，并停留在"场景 2"的第 1 帧上，使用的动作为（　　）。

  A．on (release) {   B．on (release) {

    gotoAndStop(" 场景 2",1); }   gotoAndPlay(" 场景 2",1); }

  C．on (rollout) {   D．on (press) {

    gotoAndStop(" 场景 1",2); }   gotoPlay(" 场景 2",1); }

15．下面（　　）选项可以发生形状补间动画。

  A．组合图形 B．元件   C．实例   D．未组合的矢量图形

16．逐帧动画的每一帧都是（　　）。

  A．关键帧   B．空白帧   C．普通帧   D．空白关键

17．在 Word 文档中设置了页眉和页脚后，页眉和页脚只能在（　　）才能看到。

  A．普通视图方式下   B．大纲视图方式下

  C．页面视图方式下   D．页面视图方式下或打印预览中

18. 给文档添加脚注和尾注，应打开（　　）菜单。

　　A. 视图　　　　　　B. 插入　　　　　　C. 工具　　　　　　D. 编辑

19. 在 Excel 中，若单元格引用随公式所在单元格位置的变化而改变，则称之为（　　）。

　　A. 3-D 引用　　　　B. 混合引用　　　　C. 绝对地址引用　　D. 相对引用

20. 下列关于 Excel 的叙述中，正确的是（　　）。

　　A. Excel 工作表的名称由文件名决定

　　B. Excel 允许一个工作簿中包含多个工作表

　　C. Excel 的图表必须与生成该图表的有关数据处于同一张工作表上

　　D. Excel 将工作簿的每一张工作表分别作为一个文件夹保存

21. 已知工作表中 J7 单元格中为公式"=F7*$D$4"，在第 4 行处插入一行，则插入后 J8 单元格中的公式为（　　）。

　　A. =F8*$D$5　　　 B. =F8*$D$4　　　 C. =F7*$D$5　　　 D. =F7*$D$4

22. 用 Excel 可以创建各类图表，如条形图、柱形图等。为了显示数据系列中每一项占该系列数值总和的比例关系，应该选择（　　）图表。

　　A. 条形图　　　　　B. 柱形图　　　　　C. 饼图　　　　　　D. 折线图

23. Excel 中有一个学生成绩表，数据清单字段名有班级名称、学生姓名、科技英语、大学数学、大学体育。要按照班级统计出大学数学课程的平均分，需要使用的方式是（　　）。

　　A. 数据筛选　　　　B. 排序　　　　　　C. 合并计算　　　　D. 分类汇总

24. 在 HTML 中，下列（　　）标记在最前面。

　　A. <head>　　　　　B. <body>　　　　　C. <html>　　　　　D. <title>

25. 下面（　　）程序是需要通过 IIS 执行的 ASP 程序。

　　A. <html>　　　　　　　　　　　　　　B. <title>ASP 程序 </title>

　　C. <%=date%>　　　　　　　　　　　　D. <! 这是 ASP 程序 >

26. Photoshop 生成的文件默认的文件格式是以（　　）为扩展名。

　　A. Bmp　　　　　　B. Jpg　　　　　　 C. EPS　　　　　　 D. PSD

27. 要使背景层中的部分区域变为透明，（　　）操作方法是正确的。

　　A. 选中要变为透明的区域，按【Delete】键

　　B. 选中要变为透明的区域，按【Ctrl+Delete】组合键

　　C. 利用背景色橡皮擦工具擦除要变为透明的区域

　　D. 利用橡皮擦工具擦除要变为透明的区域

28. Photoshop 中，将图层中心和工作中心重合应用操作有：（1）两次运用图层菜单的与选区对齐项；（2）选择图层；（3）全选；（4）建立选区。

　　正确操作顺序是（　　）。

　　　　A．(1)(3)(4)　　B．(2)(3)(4)　　C．(2)(3)(1)　　D．(3)(1)(4)

29. Photoshop 中，图层蒙版是用来改变图层的（　　）

　　A. 混合模式　　　　B. 显示模式　　　　C. 叠加模式　　　　D. 颜色模式

30. 最常见的保证网络安全的工具是（　　）。

　　A. 防病毒工具　　　B. 防火墙　　　　　C. 网络分析仪　　　D. 操作系统

二、填空题

1. 微型计算机的结构原理是采用_____结构，它使 CPU 与内存、外设的连接简单化与标准化。
2. CPU 的中文名称为_____，它是微型计算机的核心部件。
3. _____操作系统将 CPU 时间分成许多时间片，使每个用户占用一定的时间段，并循环安排每个用户轮流使用 CPU。
4. 已知小写字母的 ASCII 码值比大写字母大 32，而大写字母 A 的 ASCII 码为十进制数 65，则小写字母 d 的 ASCII 码是二进制数_____。
5. 为了在 Windows 资源管理器中快速查找文件扩展名为 .exe 的文件，最快速且准确定位的方式是按_____排列图标。
6. 面向对象程序设计以_____作为程序的主体。
7. Windows 中的虚拟内存是指用_____中的部分存储空间模拟内存。
8. 操作系统提供的用户接口大体上有两种：_____方式和图形用户界面方式。
9. 在 Excel 中，假定存在一个数据库工作表，内含姓名、专业、奖学金、成绩等项目，现要求对相同专业的学生按奖学金从高到低进行排列，则要进行多个关键字段的排列，并且主关键字段是_____。
10. 为使文档显示的每一页面都与打印后的相同，即可以查看到在页面上实际的多栏版面、页眉和页脚等，应选择的视图方式是_____。
11. _____是长期存储在计算机内的有组织，可共享的数据集合。
12. SQL 通常称为_____语言。
13. Access 中，可以作为窗体和报表数据源的有表和_____。
14. 电子邮件地址由三部分组成：用户名、@、_____的域名。
15. 模拟信号在时间轴上每一点都有取值，这就是它的_____连续性；而模拟信号的幅度取值可以是任意实数，这就是它的幅度连续性。
16. 当采样频率高于输入信号中最高频率的_____倍时，就可以从采样信号重构原始信号。
17. Flash 文档的源文件扩展名为_____，能在浏览器中播放的 Flash 影片文件的扩展名为 SWF。
18. 在 Flash 中，补间动画分为动作补间和_____补间两种。
19. 传统电话网采用线路交换技术，而计算机网络则采用报文或_____交换技术。
20. 在 TCP/IP（IPv6）协议下，IP 地址一般由_____位二进制数组成。

三、判断题

1. Windows 的剪贴板是内存中的一片区域。　　　　　　　　　　　　　　（　　）
2. 计算机程序必须装载到内存中才能执行。　　　　　　　　　　　　　　（　　）
3. 在时间和幅度上都是连续的信号称为数字信号。　　　　　　　　　　　（　　）
4. Photoshop 中，即使图像中具有文字图层及填充图层类型的图层，仍然可以一次性将其全部栅格化。　　　　　　　　　　　　　　　　　　　　　　　　　　　　　　（　　）
5. 在快速蒙版的状态下，Photoshop 自动转换为灰阶模式，前景色为黑色，背景色为白色。　　　　　　　　　　　　　　　　　　　　　　　　　　　　　　　　（　　）
6. 量化后的信号值跟原来的信号值都是相等的。　　　　　　　　　　　　（　　）
7. 脚本语言既可以嵌入到网页中运行，也可独立存在运行。　　　　　　　（　　）
8. 操作系统是为实现计算机的各种应用而编制的计算机程序软件。　　　　（　　）
9. 16×16 点阵的一个汉字，其字形码占 2 字节。　　　　　　　　　　　　（　　）

10. 关系模式的每个属性必须是不可分割的数据项。　　　　　　　　　　　　　　　（　　）

四、简答题

1. 在 Excel 中操作。某克山病区测得 11 名急性克山病患者及 13 名健康人的血磷值（单位：mq%），如表 3-3-1 所示，经 F 检验得知，该数据是等方差的，请确认该地区急性克山病患者与健康人的血磷值是否不同，并叙述操作步骤。

表 3-3-1　急性克山病患者与健康人的血磷值

实验号	1	2	3	4	5	6	7	8	9	10	11	12	13
患者	2.6	3.24	3.73	3.73	4.32	4.73	5.18	5.58	5.78	6.4	6.53		
健康人	1.67	1.98	1.98	2.33	2.34	2.5	3.6	3.73	4.14	4.17	4.57	4.82	5.78

2. 在 Flash 中，制作如图 3-3-1 和图 3-3-2 所示的从望远镜中观看远处风景的遮罩动画，请叙述主要操作步骤。

要求：风景图片自己绘制或下载；望远镜自己绘制；望远镜左右移动观看风景。

图 3-3-1　编辑效果图

图 3-3-2　播放效果图

3. 简述矢量图与位图的性质。

模拟试题参考答案

【模拟试题 1　参考答案】

一、单选题

1. B	2. A	3. C	4. C	5. B	6. C
7. B	8. D	9. B	10. A	11. B	12. D
13. B	14. C	15. D	16. A	17. A	18. D
19. C	20. D	21. A	22. B	23. D	24. B
25. D	26. A	27. C	28. D	29. D	30. C

二、填空题

1. 控制器、存储器　　2. 逻辑　　3. ?　　4. 61
5. 设备　　6. 条件格式　　7. 页面视图　　8. 内存储器
9. .mdb（或 .accdb）、.ppt（或 .pptx）、.xls（或 .xlsx）　10. 多任务　　11. 动画

12. 位图	13. .swf	14. 浏览器、服务器	15. TCP/IP
16. 编译方式	17. FTP	18. 流	19. 服务器端脚本语言
20. 32			

三、判断题

| 1. × | 2. × | 3. × | 4. √ | 5. √ | 6. × |
| 7. √ | 8. √ | 9. √ | 10. × | | |

四、简答题

1. 答：

（1）算总分，在 H2 单元格中输入"=SUM(E2:G2)"，算出刘明卓同学的总分；其他各位同学的成绩，复制公式后，即可求得。

（2）男、女同学外语、药理、免疫课程的平均分，通过分类汇总即可求得；首先，按性别排序，再选择"分类汇总"命令；在"分类汇总"的对话框中设置分类字段：性别，汇总方式：平均值，选定汇总项：外语、药理、免疫。

2. 答：

（1）首先，绘制降落伞，并转换成元件保留在库中。

（2）新建一个背景图层，该图层应在最底层；在该图层第 1 帧中拖入背景图片，通过"任意变换工具"，将背景图片大小调整成与场景大小一致，并在第 60 帧处插入帧。

（3）在降落伞图层中的第 1 帧，拖入降落伞元件。

（4）新建一引导层，在该层中用"铅笔工具"绘制降落曲线。

（5）在降落伞图层中的第 1 帧中，将降落伞元件的重心与引导曲线的起始点重合。

（6）在降落伞图层中的第 60 帧处，插入关键帧，将降落伞元件的重心与引导曲线的终点重合。

（7）在降落伞图层中，选择第 1 帧，在此时的"属性"面板中，补间选择为"动作"，同时，选中"调整到路径""同步""对齐"三个复选框。

（8）按【Ctrl+Enter】组合键，即可查看动画效果。

3. 答：

"图案图章工具"的使用方法为：单击"图案图章工具"按钮，用"矩形选框工具"选取需要复制的图案，选择"编辑"→"定义图案"命令，将其定义为样本，然后在属性栏的"图案"选项中选择定义的图案，将光标移动到画面中拖动即可复制图像。

【模拟试题 2　参考答案】

一、单选题

1. B	2. B	3. C	4. C	5. C	6. A	7. B	8. D	9. D	10. D
11. B	12. A	13. A	14. B	15. C	16. D	17. B	18. D	19. D	20. A
21. B	22. B	23. B	24. A	25. D	26. C	27. C	28. A	29. D	30. B

二、填空题

| 1. 控制总线 | 2. 文件 | 3. 网上邻居 | 4. 大、小 | 5. 文件 | 6. 专业 |
| 7. 及格 | 8. 字长 | 9. 数据表 | 10. 压缩 | 11. 4 | 12. 信息 |

13. 编译方式　　14. 动　　15. 外存储器　　16. 关系模型　　17. 10　　18. 网络
19. 投影　　20. 72

三、判断题

1. √　2. √　3. ×　4. ×　5. √　6. √　7. ×　8. ×　9. √　10. √

四、简答题

1. 答：本次 t- 检验的操作步骤如下：

（1）选择"工具"菜单，"加载宏"命令，在加载宏对话框中，选择"分析工具库"。

（2）选择"工具"菜单中的"数据分析"命令，选择"t- 检验：平均值的成对二样本分析"，在弹出的 t- 检验对话框中，分别指定变量1的区域是：$B$2: $B$13，变量2的区域是：$C$2: $C$13，输出区域：$E$2。

根据检验结果可知，因为 P 单尾 <0.05，所以，该针灸疗法对减肥有效。

2. 答：

（1）首先，绘制甲壳虫，并转换成元件保留在库中。

（2）新建一个"背景"图层，该图层应在最底层；在该图层第 1 帧中拖入背景图片，通过"任意变换工具"，将背景图片大小调整成与场景大小一致，并在第 60 帧处插入帧。

（3）在甲壳虫图层中的第 1 帧，拖入甲壳虫元件。

（4）新建一引导层，在该层中用铅笔工具绘制甲壳虫移动曲线。

（5）在甲壳虫图层中的第 1 帧中，将甲壳虫元件的重心与引导曲线的起始点重合。

（6）在甲壳虫图层中的第 60 帧处，插入关键帧，将甲壳虫元件的重心与引导曲线的终点重合。

（7）在甲壳虫图层中选择第 1 帧，在此时的"属性"面板中，补间选择为"动作"，同时选中"调整到路径""同步""对齐"三个复选框。

（8）按【Ctrl+Enter】组合键，即可查看动画效果。

3. 答："仿制图章工具"的使用方法为：单击"仿制图章工具"按钮，按住【Alt】键，将鼠标指针移动到打开图像中要复制的图案上单击（单击处的位置为复制图像的印制点），松开【Alt】键，然后将鼠标移动到需要复制图像的位置拖动鼠标，即可将图像进行复制。重新取样后，在图像中拖动鼠标，将复制新的图像。

【模拟试题3　参考答案】

一、单选题

1. A　2. C　3. D　4. A　5. C　6. C　7. C　8. B　9. A　10. A
11. C　12. D　13. C　14. A　15. D　16. A　17. D　18. B　19. D　20. B
21. B　22. C　23. D　24. C　25. C　26. C　27. C　28. C　29. B　30. B

二、填空题

1. 总线　　2. 中央处理器　　3. 分时　　4. 1100100
5. 类型　　6. 对象　　7. 硬盘　　8. 字符命令
9. 专业　　10. 页面视图　　11. 数据库　　12. 结构化查询

13. 查询　　14. 服务器主机　　15. 时间　　16. 两
17. FLA　　18. 形状　　19. 分组　　20. 128

三、判断题

1. √　2. √　3. ×　4. √　5. √　6. ×　7. ×　8. ×　9. ×　10. √

四、简答题

1. 答：

（1）选择"工具"菜单，"加载宏"命令，在加载宏对话框中，选择"分析工具库"。

（2）选择"工具"菜单中的"数据分析"命令，打开"数据分析"对话框，选择"t-检验：双样本等方差假设"分析工具，在弹出的相应对话框中，分别指定变量1的区域是 $B$3:$B$13，变量2的区域是 $C$3:$C$15，输出区域是 $E$2，α 取系统默认值 0.05。

	A	B	C	D	E	F	G
1	急性克山病患者与健康人的血磷值						
2	实验号	患者	健康人		t-检验：双样本等方差假设		
3	1	2.6	1.67				
4	2	3.24	1.98			变量1	变量2
5	3	3.73	1.98		平均	4.710909	3.354615
6	4	3.73	2.33		方差	1.697749	1.701377
7	5	4.32	2.34		观测值	11	13
8	6	4.73	2.5		合并方差	1.699728	
9	7	5.18	3.6		假设平均差	0	
10	8	5.58	3.73		df	22	
11	9	5.78	4.14		t Stat	2.539373	
12	10	6.4	4.17		P(T<=t) 单尾	0.009342	
13	11	6.53	4.57		t 单尾临界	1.717144	
14	12		4.82		P(T<=t) 双尾	0.018684	
15	13		5.78		t 双尾临界	2.073873	

根据检验结果可知，因为 P 双尾值为 0.0187< 0.05，所以，以 0.05 的水平拒绝克山病患者的血磷值和健康人的血磷值相同的假设。

2. 答：

（1）首先，绘制望远镜，并转换成望远镜元件保留在库中；并将"图层1"更名为"望远镜"图层。

（2）在"望远镜"图层中的第1帧，拖入望远镜元件，并在第60帧处插入帧。

（3）新建一个风景图层，在该图层第1帧中拖入风景图片，通过"任意变换工具"将风景图片大小调整成与场景大小一致；在第30帧插入关键帧，将风景图片移至望远镜的右侧；在第60帧插入关键帧，将风景图片移至望远镜的左侧；分别在第1帧、第30帧打开"属性"面板，设置"补间"选项为动作。

（4）选中"望远镜"图层并右击，在弹出的快捷菜单中选择"遮罩层"命令。

（5）按【Ctrl+Enter】组合键，即可查看动画效果。

3. 答：矢量图文件的大小与图像大小无关，只与图像的复杂程度有关，因此简单的图像所占的存储空间小；矢量图像缩放时，不会产生锯齿或模糊效果；在任何输出设备及打印机上，矢量图都能以打印或印刷机的最高分辨率进行打印输出；位图图像的大小与图像的分辨率与尺寸有关，图像较大时其所占用的存储空间也较大，当图像分辨率较小时其图像输出的品质也较低，位图比较适合制作细腻、轻柔缥缈的特殊效果，Photoshop 软件生成的图像一般都是位图。

第4篇

实 例

第1章　微型计算机组装与选购

一台微型计算机（简称微机）包括许多功能部件，所谓组装，就是以 CPU、主板为中心，选择其他功能部件，使它们与 CPU、主板相互协调工作，达到部件性能最高利用率。在了解各部件性能指标的前提下，选择合适的部件就可以组成一台微机。微机的选购可分为整机选购和部件选购，对于整机选购，用户应该根据自身需要，主要考虑机器品牌、性能、售后服务等因素。而对于部件选购，除了考虑部件的品牌、性能、售后服务外，还要重点关注各部件是否能相互协调工作，这些部件相互配合能否使整机达到最好性能。本章主要介绍目前微机上使用的主要部件的性能指标，它们相互协调工作的基本要求，如何根据自身需要选购部件、组装一台微机。

1.1　微机主要部件的选型

本节介绍从性能指标、价格、需求、服务几个方面的选择部件。

一台微机上主要有如下功能部件：CPU、主板、内存、硬盘、光驱、显卡、显示器、声卡、音箱、机箱、电源、键盘、鼠标、网卡、调制解调器（Modem）、打印机、移动存储设备、多媒体设备等。

下面分别介绍这些部件的性能指标及其它们之间是如何协调工作的。

1. CPU

CPU 的性能指标主要包括：

（1）主频：CPU 的时钟频率（CPU Clock Speed）。一般说来，主频越高，CPU 的速度越快。由于内部结构不同，并非所有的时钟频率相同的 CPU 的性能都一样。

（2）内存总线速度（Memory-Bus Speed）：指 CPU 与二级（L2）高速缓存和内存之间的通信速度。

（3）扩展总线速度（Expansion-Bus Speed）：指安装在微机系统上的局部总线如 PCI-E 总线接口卡的工作速度。

（4）工作电压（Supply Voltage）：指 CPU 正常工作所需的电压。早期 CPU 的工作电压一般为 5 V，随着 CPU 主频的提高，CPU 工作电压有逐步下降的趋势，以解决发热问题。如：i7-7700K 的工作电压为 1.2 V 左右，Pentium IV 的工作电压为 1.5 V/1.525 V。

（5）地址总线宽度：决定了 CPU 可以访问的物理地址空间，对于地址线的宽度为 32 位的 CPU 最多可以直接访问 4 096 MB 的物理空间；i7-7700K 可以支持 64 GB。

（6）数据总线宽度：决定了 CPU 与二级高速缓存、内存以及输入/输出设备之间一次数据传输的信息量。Pentium IV CPU 是 32 位处理器，i7-7700K 与其他许多 i3、i5、i7、i9 CPU 都是 64 位处理器。

（7）高速缓存：内置高速缓存可以提高 CPU 的运行效率。L1 为一级高速缓存，L2 为二级高速缓存，L3 为三级高速缓存。

（8）制造工艺：从 1995 年以来，芯片制造工艺的发展十分迅速，先后从 0.5 μm、0.35 μm、0.25 μm，到 Pentium III Coppermine 核心采用了 0.18 μm 技术，Pentium IV Northwood 核心和 Athlon 64 采用了 0.13 μm 技术，Pentium IV Prescott 采用 0.09 μm 工艺，即 90 nm；而 i7-7700K 是 14 nm。

（9）超线程（Hyper-Threading，HT）技术，就是利用特殊的硬件指令，把两个逻辑内核模拟成两个物理芯片，让单个处理器都能使用线程级并行计算，从而兼容多线程操作系统和软件，以提高处理器的性能。

（10）单核与多核技术，多核是指在 CPU 中集成了多个运算单元，更有甚者，现已有 10 核（或更多核心）20 线程的 CPU 的产品或更多的核心。第十二代酷睿 CPU，核心包括 8 个 P 核心（性能核心，16 线程）和 8 个 E 核心（高效核心，8 线程，用于并行任务，不支持超线程）。工艺是 Intel 7 制程工艺，即优化后的 10nm Enhanced Super Fin 全新高性能混合架构。支持 DDR4-3200 和 DDR5-4800，16 条 PCI-E 5.0，LGA 1700 接口，内置 UHD770 核心显卡，配合 Z690 主板。

（11）插座类型：是指与主板连接的插座形式。

目前选择 CPU，主要考虑主频、高速缓存容量、单核与双核、价格、稳定性等。CPU 主频越高，产品价格越高，主频不是唯一确定整机速度的因素，仅仅只是 CPU 主频高，整机其他部件性能并不高时，整机效率也不高。普通用户往往并不需要当前最高主频的 CPU，一般是选购具有较高价格性能比的 CPU，防止一味追求 CPU 主频速度选择 CPU 还要考虑与主板的配合，还要看主板是否支持多高的 CPU 主频，是否支持双核、多核 CPU。当然还要考虑主板是否支持 CPU 的工件电压，一般来说，同一段时间生产的 CPU 与主板是相互支持的。

目前，CPU 的产品有 Intel 公司 i3、i5、i7、i9 系列，另有 Pentium 系列、Celeron（赛扬）系列等产品及 AMD 公司的产品，Pentium 系列、赛扬系列产品是相应 Intel 公司产品的简化版本，一般建议优先选用 Intel 公司 i3、i5、i7、i9 系列产品，当然可以使用 Pentium 系列、Celeron 系列产品。

组装一台计算机，最先考虑的是 CPU 与主板的配合，每一代 CPU（包括 i3、i5、i7、i9 系列，Pentium 系列、Celeron 系列）都有相适应的支持主板（主教材中有介绍）。其次，要考虑与主板和 CPU 配合的内存。第三点也很重要，就是选择合适的 CPU 时要考虑其功耗，避免使用大功率制冷型散热系统，减少非主要器件的开支。第四点，遵循"价格性能比"原则，用户要根据自己的实际需要，选择既能高效工作又不浪费设备性能的组合，就是说，不一定购买目前最新的器件。

如果您是程序员或是游戏爱好者，追求新产品，要求机器速度比较快。笔者建议您选配：第十代 CPU i9-10900，10 核心 20 线程，功耗低（65W），主板选用 Z590（支持第十、十一代酷睿 CPU），DDR4，NVME PCI-E 4.0 的 M.2 硬盘，使用主板自带的显卡或独立显卡。

2. 主板

主板的性能指标主要包括：

（1）CPU 插座（插槽），目前 Intel CPU 多数是 LGA1151、LGA1200、LGA1700 架构。

（2）主板芯片组（Chipset），南桥和北桥。

（3）总线插槽，目前主板总线插槽类型是 PCI-E，供独立显卡等使用。

（4）内存插槽，目前多数主板支持 DDR4 类型的内存。

（5）磁盘接口，多个串口接口 SATA3。另有多个 M.2 的 PCI-E 4.0 插槽。

（6）主板电源插座，目前以支持 ATX 电源为主。电源要考虑供电负荷，300W 以上电源。

（7）外设接口：包括键盘、鼠标接口，打印机接口、USB 接口和 IEEE 1394 火线接口、网线接口，以及音视频输出/输入接口等。

（8）BIOS 芯片及 CMOS 芯片。

（9）跳线或 DIP 开关：用于设置 CPU 类型、使用的电压、总线速率（外频）、清除 CMOS 内容等。

选择主板首先考虑支持什么样的 CPU，也就是要看主板芯片组支持 CPU 多高的主频，CPU 插座是什么类型的。

主板的生产厂商众多，不同厂商生产的主板在价格上有很大的差别，主板价格在整机价格中占比较大的份额，建议选用品牌较好的主板，如 Intel 主板、微星主板、技嘉主板、华硕主板、精英主板等。好的品牌相应的服务也是同步跟上的。

同一厂商的主板因为型号的微小区别，价格差别也很大，主要是它们在支持外围设备上有区别，如有的主板支持 AGP 显卡，有的支持 PCI-E 显卡，有的因为主板上有板载显卡而取消了 AGP 或 PCI-E 显卡插槽，所以它们的价格不同。

支持外围设备接口的多少，是否有板载显卡、声卡、网卡，都是影响主板价格的重要因素。通常，一般用户希望选择有板载声卡和网卡的主板，免除另接相应设备的麻烦，同时避免了另接设备带来板卡松动的可能性。是否使用板载显卡的主板取决于用户的需要，用户要求有高速的显示输出时，最好单独配置显卡。如果没有这方面的需求，可以选用板载显卡的主板，这样可以节约单独购置显卡的费用。第十一代 CPU 配合的主板已有无线网卡。

内存插槽的类型是重要的，近 10 年内的主板支持 DDR4、DDR3 的内存条，这几种内存条在形式上很相似，只是定位槽位置不同，用户要特别注意。最近几年左右的主板只支持 DDR4 内存条。DDR4 内存条的支持频率在不断提高，高达 5 066 MHz（超频）。

3. 内存

微机上内存多数是 RAM。不同时代的微机使用不同的内存条。历代的内存条有 72 线的 EDO DRAM、168 线的 SDRAM、184 线的 DDR DRAM、DDR2、DDR3、DDR4。现在多数微机主板只支持 DDR4。

内存的性能指标有：

（1）存取速度：以前内存条的速度用存取一次数据的时间（单位一般用 ns）来作为性能指标。普通内存速度只能达到 70～80 ns，EDO 内存速度可达到 60 ns 或更低。现在一般用内存的总线频率（MHz）来标明其速度，如 DDR3-1333、DDR3-1600、DDR4-2400、DDR4-3200 等。显然总线频率越高，内存的存取速度越快。

（2）容量：现代的内存条容量达到了 2 GB、4 GB、8 GB、16 GB、24 GB 等。

（3）奇偶校验：内存条中每 8 位容量能配备 1 位作为奇偶校验位。

（4）内存的电压，SDRAM 使用 3.3 V 电压，DDR 使用 2.5 V 电压，DDR2 使用 1.8 V 电压，DDR3 则是 1.5 V，DDR4 则是 1.2 V。

（5）可靠性：一般用平均无故障时间来衡量。

内存的选购要考虑主板是否支持其类型、总线频率、内存品牌、保修时间等。

4. 普通硬盘与固态硬盘

硬盘正在朝容量大、体积小、速度快、性能可靠、价格便宜的方向发展；并且向固态硬盘发展。

普通硬盘的性能指标有：

（1）容量：目前硬盘从 500 GB 到 4 000 GB 不等。

（2）缓存：硬盘缓存与主板上的高速缓存作用一样，可以提高硬盘的读写速度。目前硬盘的高速缓存一般为 8 MB 到 128 MB 不等。

（3）转速：指硬盘内主轴电机的转动速度，它直接影响硬盘的数据传输率，理论上转速越快数据传输率就越高。目前硬盘转速有 5 400 r/min、7 200 r/min、10 000 r/min、15 000 r/min（转/分）。

（4）平均寻道时间：指磁头从得到指令到寻找到数据所在磁道的时间，单位为 ms。现在选购硬盘时应该选择平均寻道时间低于 9 ms 的产品。

（5）内部数据传输率：内部数据传输率是磁头到硬盘的高速缓存之间的数据传输速度，单位为 Mbit/s

或 MB/s。

（6）外部数据传输率：指从硬盘缓冲区读取数据的速率，单位为 MB/s。

（7）MTBF（平均无故障时间）：指硬盘从开始运行到出现故障的最长时间，单位是 h。一般硬盘的 MTBF 至少在 30 000 h 或 40 000 h。现在已有软件（如：CrystalDiskInfo）能够测得硬盘已累计通电使用的时间（多少小时），累计输入输出的字节数。

（8）接口类型：指与主板连接的总线类型。目前采用的接口类型有 SATA3、SCSI。

选择机械硬盘主要考虑接口类型、容量、转速、品牌、保修时间等。现在多数主板只支持 SATA。容量大的硬盘一般价格比较高，普通用户购置了大容量硬盘，但又用不了这么多，这样造成浪费。对于大容量，要多考虑转速、缓存。品牌好的硬盘保修时间比较长，目前市场销售量较大的硬盘有 IBM、Maxtor（迈拓）、Seagate（希捷）、WD（西部数据公司）等公司的产品。

现在使用固态硬盘的计算机越来越多，有取代磁盘的趋势。固态硬盘的容量为 128 GB 到 2 TB。固态硬盘有两种形式的硬盘：一是使用 SATA3 接口的固态硬盘，外形与机械磁盘类似，尺寸相对小一些。另一种使用 M.2 接口的条形固态硬盘，现在其多采用 PCI-E 4.0 接口。其技术指标与普通硬盘相似，但没有转速、平均寻道时间概念。

5. 光驱与光盘

目前市场上有 CD-ROM（CD 型只读光驱）、CD-RW（CD 型读写光驱）、DVD-ROM（DVD 型只读光驱）、DV-DRW（DVD 型读写光驱）四种光驱。相应的光盘有 6 种：CD 型只读光盘、CD 型可写一次光盘、CD 型可读写光盘、DVD 型只读光盘、DVD 型可写一次光盘、DVD 型可读写光盘。CD 型与 DVD 型光驱或光盘的区别在于记录方式不同，记录密度不同。通常 CD 型光盘容量在 700 MB 左右，而 DVD 型光盘容量在 4.7 GB 左右。

光驱的生产厂商也众多，选择光驱首先看品牌、保修时间等，目前市场上较流行的品牌有 SONY、LG、三星等，保修时间是 6 个月或 1 年。用户可根据需要选择 CD 型还是 DVD 型光驱，目前多以 DVDROM 为主。

6. 显卡与显示器

显示器（显示屏）是输出设备，目前有 LED 显示屏和 LCD。显卡是连接主机与显示器的接口。显示器或显示屏的性能指标有：

（1）尺寸：显示器最基本的指标，通常所说的 15 英寸、17 英寸、19 英寸、24 英寸、27 英寸、32 英寸或更大尺寸的显示器，所指的是显示器对角线的长度，其单位是英寸，显示器的价格主要决定于尺寸。

（2）点距（Dot Pitch）：就是两个显示点之间的距离，点距越小显示效果就越好，点距一般有 0.25 mm、0.24 mm、0.20 mm 等。现在有的 4K、8K 显示器点距是 0.155 mm、0.089 mm。

（3）分辨率（Resolution）：整个屏幕可显示的最多像素点数，通常用一个乘积来表示，如 640×480、800×600、1 024×768、1 280×1 024、1 920×1 080 或更高分辨率等，它表示水平方向的像素点数与垂直方向的像素点数的乘积，分辨率越高显示效果就越好，目前显示器的分辨率可高达 3 840×2 160 像素，甚至更高，达到 7 680×4 320 像素。

显卡的性能指标主要有接口类型、分辨率、图形处理芯片、显示内存等，目前显卡主要使用 PCI-E 接口类型，PCI-E 比以前的 AGP 有更高的数据带宽。显卡的分辨率比显示设备的分辨率要高一些，如果显示设备的分辨率高，而显卡所支持的分辨率低，就无法在显示设备上显示高分辨率的图像。与接口类型一样，显卡中图形处理芯片也决定显卡数据传送速度的关键。显示内存就是存储显示数据的内存芯片，它的大小直接影响到显卡可以显示的颜色数量与可以支持的最高分辨率。

选择显卡主要看用户需要，没有特殊需要时，可使用主板上的板载显卡，当需要较高的显示速度时，可选择独立显卡,可从品牌、分辨率、接口类型、显示内存等性能指标方面考虑选择。选择显示设备时,主要看品牌、尺寸、分辨率等。

7. 声卡与音箱

目前多数计算机系统都使用主板上的板载声卡,当有特殊需要时,才选择独立的高性能声卡。音箱作为计算机多媒体的一个重要设备,其构成比较简单,音箱有有源和无源音箱两类,无源音箱目前多数用在耳麦上。按音箱声道数分类,有2声道、2.1声道、4.1声道、5.1声道、6.1声道、7.1声道、8.1声道,其中的0.1声道也称低音或重低音。用户可根据需要选择音箱。

8. 机箱与电源

机箱的主要作用是封装箱内部件和起屏蔽作用,向箱体外围设备提供合适的连接接口。目前多数微机采用ATX结构机箱。一般要求机箱面板上有一些按键和指示灯。按键包括电源按钮(用于开关主机电源)、Reset按钮等,机箱背面为各种外围设备及电源的接口。对于机箱的采购主要是考虑机箱结实程度,用一定厚度的钢板材料制造,能起屏蔽作用,保护箱体内各部件在箱体受到挤压时不变形,电路不出现短路现象等。

目前电源采用ATX电源,ATX电源除了提供±12 V、±5 V及3.3 V电压输出。其主要性能指标如下:

(1)电源功率:分200 W、250 W、300 W、350 W、450 W、500 W、600 W等。

(2)噪声和滤波:噪声标志输出直流电流的平滑程度,滤波品质的高低直接关系到输出直流电中交流分量的高低。

(3)瞬间反应能力:当输入电压在瞬间发生,输出的稳定电压值恢复到正常所用的时间。

(4)电压保持时间:一般优质的电源的保持时间可以达12～18 ms。

(5)开机延时:电源延时100～500 ms,等电源稳定后再向计算机提供高质量的电源。

(6)电磁干扰:国际上有FCC A和FCC B的标准,国内有国标A和国标B级标准。

(7)过压保护。

(8)电源效率。

(9)电源寿命。

选择电源时,主要考虑品牌、电源功率等。大的电源输出功率是微机运行时稳定的基础,一般选用300 W以上的电源。对于器件配置比较多的计算机、使用较高功率的CPU,建议选用500 W以上的电源。总之,电源的功率要大于所有器件用电量,比如:总体用电250 W(估计),选用500 W电源(2倍用量的电源),留有余地,机器稳定好。

9. 键盘与鼠标

键盘与鼠标属于低值易耗部件,所占微机中价值不高,几乎没有维修价值。维修成本甚至高于购买价格。

10. 网卡与调制解调器(Modem)

网卡也称网络适配器,是计算机网络中最基本的部件之一。网卡用于向网络发送或接收数据。每块网卡都有一个唯一的网络结点地址,它是网卡所在计算机在网络上的身份标志。网卡按其传输速度来分可分为10 Mbit/s 网卡、10/100 Mbit/s 自适应网卡以及千兆(1 000 Mbit/s)网卡。目前主流网卡是PCI-E接口的100/1 000 Mbit/s 自适应网卡或千兆网卡以及主板板载网卡。在没有特殊要求时,一般选用主板板载网卡。

当将两台计算机通过电话线路进行数据交换时,需要使用调制解调器。调制解调器有发送电路和接收电路两部分,发送电路负责将计算机的数字信号调制成电话载波信号发往电话线路;而接收电路负责将电话线路上发来的波信号解调成数字信号,传给计算机。

多数笔记本电脑的主板上都集成了普通的调制解调器，让笔记本电脑通过电话线路与网络连接。台式计算机很少有这种集成调制解调器的主板。

还有一类称为宽带 Modem 的调制解调器，有时称 ADSL Modem。它比普通调制解调器速度快，选择 ADSL Modem 时，与电话经营商有关。

现在的主板都自带网卡或无线网卡。

11. 打印机

打印机有针式打印机、喷墨打印机和激光打印机。

针式打印机的结构简单、成本低、工作可靠、有噪声，现多用于要求打印并复写功能的应用场景。

喷墨打印机的关键技术是喷墨的控制方法，为此各打印机厂商都开发自己独有的技术以提高喷墨打印机的打印品质。喷墨打印机以 EPSON、HP、CANON 等厂商的产品为主。喷墨耗材往往高于打印机机器价格，使用成本高。

激光打印机具有打印质量高和打印速度快的特点。目前 HP 的普通激光打印机的分辨率都有在 600 dpi 以上。打印速度在 6 ~ 40 ppm。彩色激光打印机现在多了起来，机器价格并不高。

12. 移动存储设备

目前移动存储设备主要有移动硬盘和 Flash 材料的 U 盘。使用的接口多数是 USB 2.0/USB 3.0/USB 3.1/USB 3.2。移动硬盘由小尺寸的硬盘加装保护盒组成。

U 盘的存储容量在不断上升，目前 U 盘的存储容量一般是 8 GB、16 GB、32 GB、64 GB、128 GB、256 GB、1 TB、2 TB 或更高容量。

13. 多媒体设备

目前常见的多媒体设备有扫描仪、数字照相机、数字摄像机、视频捕获卡等。

扫描仪是将模拟视觉信号（如文件、杂志、照片、图片等）转换成计算机能识别的数字化的图形图像的设备。它的性能指标主要有色彩数和分辨率。

数字照相机类似于扫描仪，主要用于照相。图像的存储形式当然是数字图像。主要性能指标是相机的分辨率和存储容量，目前市场上的数码照相机分辨率高达 800 万像素 ~ 4 000 万像素，存储容量达 8 GB ~ 256 GB 或更多。

数字摄像机主要用于拍摄数字视频。

视频捕获卡是将动态的模拟视频信号（如电视机、录像机）捕获下来。再转换成数字视频信号（如 AVI、MPEG 等）。

1.2 微机的组装

微机的组装就是将选购的微机部件组装成一台实用的微机。组装出来的微机是可以通过测试程序进行整机性能测试的。一般来讲，用户组装微机的稳定性、整机效率不一定是最好的。虽然在组装前，已经选择了高性能的功能部件，但因各功能部件来自不同的生产厂商，它们组合起来后的整机效率是难以保证的。品牌微机在出厂前，各功能部件来源可能是协作厂家，经过了严格的选型，整机也通过了严格的测试，所以品牌微机的整机效率是有保障的。

组装一台微机一般需要遵守下面的步骤：①组装前的准备工作；②硬件安装步骤；③ BIOS 设置；④硬盘分区；⑤安装操作系统及安装其他应用软件。

1. 组装前的准备工作

（1）准备好安装场地。

（2）防止人体所带静电对电子器件造成损坏。

（3）阅读主板和有关部件的说明书。

（4）注意防插错设计，每个部件的数据连接线，电源线都有是有防插错设计的。

（5）对各个部件要轻拿轻放，尤其是CPU、硬盘、内存条等。

（6）最小系统测试，所谓最小系统是主板上只安装了CPU、内存、显卡，连接了显示器。这时通电，检查主板、CPU、内存、显卡、显示器是否工作正常，这就是最小系统测试。在最小系统测试成功后，才能加装其他部件。

2. 硬件安装步骤

（1）跳线设置。

（2）安装CPU和风扇。

（3）安装内存条，安装内存时，要特别注意内存条的防插错设计，DDR4与DDR3、DDR2内存条在槽位长度上是一样的，只是定位槽位置不同，防止插错而损坏内存条。

（4）最小系统测试。最小系统测试可以在器件安装至机箱前（在一块绝缘的橡胶板上进行），还可以将最小系统安装到机箱内再进行一次最小系统测试[在下面的第（6）步后，第（7）步前]。

（5）准备机箱。

（6）在机箱内固定主板。

（7）安装硬盘、光驱等。

（8）连接线路，连接硬盘与主板数据线时，也要特别注意数据线的防插错设计，数据线是有边开口对准位置的，插反了边容易损坏相应设备。

（9）安装其他板卡。

（10）安装连接其他外围设备。

（11）通电试机。

3. BIOS设置

BIOS设置程序对CMOS中的有关参数与数据进行设置，这些参数与机器和系统的工作状态和环境有关。BIOS的版本较多，常见的有AWARD BIOS程序、AMI BIOS程序、PHOENIX BIOS程序以及品牌机特有的BIOS程序。

4. 硬盘分区

硬盘上的数据按照其不同的特点和作用大致可分为五部分：MBR区、DBR区、FAT区、DIR区和DATA区。对进行硬盘分区最常用的软件是FDISK，但对大容量硬盘（80 GB以上硬盘）来说，FDISK就无能为力了，这时可使用DISKMAN、DiskGenius等分区软件。

对于Windows 10系统，如果采用M.2 NVME PCI-E 4.0硬盘，硬盘分区应采用GPT分区方式，不能再采用MBR分区方式。

5. 安装操作系统及其他应用程序

首先取得正版操作系统软件和其他应用软件，按软件提示的安装步骤进行。

第 2 章　Photoshop 图像制作综合实例

本章结合实际应用，通过案例分析、案例设计和案例制作进一步巩固 Photoshop 在图像处理方面强大的应用功能和制作技巧，帮助读者快速掌握图像设计和处理的理念和方法，最终能根据需要制作出满意的作品。

2.1　裁剪图像

在医学领域经常会遇到一些里面存在大量信息的图像，但在实际的应用过程中，只需要使用其中的一部分来进行教学或科研，此时就会用到图像裁剪。

例如，在 Photoshop 工作区中打开图像文件 sy1.jpg，如图 4-2-1 所示，可以看到此图中有很多的信息，而此图片主要是要使用有病变部位的信息，因此需要对它进行裁剪。

具体操作步骤如下：

（1）"裁剪工具"，然后在图像上选择要裁剪区域，如图 4-2-2 所示，如果选择范围不合适，可以用鼠标在选定区域的边线上对裁剪区域进行调整，直到合适为止。然后选择"图像→裁剪"命令，即可完成相应的操作，操作后需要对文件进行保存。裁剪结果如图 4-2-3 所示。

图 4-2-1　原始图像　　　图 4-2-2　选定裁剪区域　　　图 4-2-3　裁剪结果

（2）在 Photoshop 中，还可以对裁剪比例进行调整，如图 4-2-4 所示，当选择了一个比例后，图像会按照相应比例进行裁剪。此外，也可以设置按宽 × 高 × 分辨率裁剪图像，如图 4-2-5 所示，此时填入需要裁剪的宽度、高度和分辨率，便会按要求生成所需的裁剪图像，这对于在撰写论文时对图像大小有特别要求时比较方便。

图 4-2-5　按宽 × 高 × 分辨率裁剪图像

图 4-2-4　裁剪比例

2.2　用高斯模糊方法平滑图像

在采集图像过程中由于多种原因，会造成图像成像质量较差，在传输过程中受各种干扰的影响也会造成图像不清晰，此时需要对图像进行平滑处理。高斯模糊的原理是根据高斯曲线调节像素色值，从而有选择地模糊图像。操作步骤如下：

在 Photoshop 中打开 sy2.jpg 图像文件，在工作界面中，选择"滤镜"→"模糊"→"高斯模糊"命令，在屏幕中会出现如图 4-2-6 所示的"高斯模糊"对话框，在对话框中根据需要设置半径值，然后单击"确定"按钮，即可完成操作。图 4-2-7 所示是处理前后的对比图。

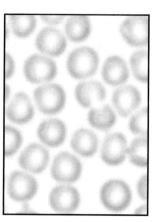

图 4-2-6　"高斯模糊"对话框　　　　　　　图 4-2-7　高斯模糊处理前后对比

2.3　用蒙尘与划痕方法减少杂色

蒙尘与划痕方法是指通过更改图像中相异的像素来减少杂色。为了在锐化图像和隐藏瑕疵之间取得平衡，可以尝试对"半径"和"阈值"选项进行匹配来进行各种组合设置，或者在图像的选中区域应用滤镜。操作步骤如下：

在 Photoshop 中打开图像文件 sy2.jpg，在工作界面中，选择"滤镜"→"杂色"→"蒙尘与划痕"命令，弹出图 4-2-8 所示的"蒙尘与划痕"对话框，在对话框中根据需要设置半径值，然后单击"确定"按钮，即可完成操作。图 4-2-9 所示是处理前后的对比图。

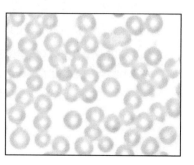

图 4-2-8　"蒙尘与划痕"对话框　　　　　　　图 4-2-9　蒙尘与划痕处理前后对比

2.4 图像锐化处理

图像锐化是指补偿图像的轮廓，增强图像的边缘部分，使图像的边缘、轮廓线以及图像的细节变得清晰。图像锐化能增强图像中物体的边缘和轮廓，便于提取物体特征进而对物体进行识别和分析。在 Photoshop 中，可以使用 USM 锐化来进行处理。操作步骤如下：

在 Photoshop 中打开图像文件 sy3.jpg，在工作界面中，选择"滤镜"→"锐化"→"USM 锐化"命令，在屏幕中会弹出图 4-2-10 所示的"USM 锐化"对话框，在对话框中根据需要调节数量、半径及阈值参数，达到要求后单击"确定"按钮，即可完成锐化操作。图 4-2-11 所示是锐化处理前后的对比图。

（a）原始图像　　　　（b）处理后图像

图 4-2-10　"USM 锐化"对话框　　　　图 4-2-11　USM 锐化前后对比

2.5 查找边缘

在医学教学和科研中，经常需要对一些医学图像的边缘进行处理，使图像的边缘更加清晰。查找边缘时可以明显地突出边缘，生成图像周围的边界。操作步骤如下：

在 Photoshop 中打开图像文件 sy3.jpg，在工作界面中，选择"滤镜"→"风格化"→"查找边缘"命令，屏幕中会直接显示处理后的结果。图 4-2-12 所示是查找边缘处理前后的对比图。

（a）原始图像　　　　　　　　　（b）处理后图像

图 4-2-12　查找边缘处理前后对比

2.6 抠图

抠图是指把图片或影像的某一部分从原始图片或影像中分离出来成为单独的图层。主要功能是为了后期的合成做准备。抠图方法有多种，不同的图像使用的方法也不同，这里介绍一种最为简单快速的方法，使用"魔术棒工具"来实现抠图。操作步骤如下：

在 Photoshop 中打开图像文件 sy4.jpg，如图 4-2-13 所示。单击"魔术棒工具" ，在背景上单击，结果如图 4-2-14 所示，然后选择"选择"→"反向"命令，效果如图 4-2-15 所示，再按【Ctrl+C】和【Ctrl+V】组合键，将抠完的图复制到一个新的图层中，完成抠图操作，再选择原来的背景图层，单击"删除图层" 按钮，将原来的图像删除，得到如图 4-2-16 所示的无背景的新图像，将其保存即可完成操作。

图 4-2-13　带背景原始图像

图 4-2-14　用魔术棒单击后效果

图 4-2-15　反向选择后的结果

图 4-2-16　抠图完成后的效果

2.7 图像缩放

在医学领域对图像进行查看或处理时，有时需要对图像进行放大，以便查看细节；有时则需要对图像进行缩小，以便查看图像全局。图像缩放是对数字图像的大小进行调整的过程。具体操作步骤如下：

在 Photoshop 中打开图像文件 sy5.jpg，单击"缩放工具" ，在工具栏上会出现 选项，选择其中的放大工具 ，鼠标指针会变成一个中心带有加号的放大镜，单击需要放大的图像，图像便会以单击的点为中心，放大至另一个百分比。如果此时用鼠标在图像的某一个区域上进行拖移，Photoshop 会自动把拖移区域放大到占满整个图像的区域。在 Photoshop 中，图像的最大放大级别是 3 200%。

单击"缩小工具" ，鼠标指针会变成一个中心带有减号的放大镜形状，单击要缩小的图像，图像便会缩小至另一个百分比。在 Photoshop 中，也可以使用快捷键来进行图像的放大或缩小，使用起来会更加简单方便。图像放大的快捷键是【Ctrl++】，图像缩小的快捷键是【Ctrl+–】。图 4-2-17 显示了原始图像、放大为 200% 后的图像和缩小为 50% 后的图像。

（a）原始图像　　　　　　　　（b）放大后的图像　　　　　　　　（c）缩小后的图像

图 4-2-17　图像缩放的效果对比

2.8　伪彩色处理

伪彩色处理是指将单色图像变换成给定彩色分布的图像，处理时将单色图像的各个灰度级匹配到彩色空间中的一点，从而使单色图像映射成彩色图像。由于人眼对灰度的分辨能力远远低于对彩色的分辨能力，所以为了提高对图像细节的辨别力，需要将灰度图像转化成彩色图像。伪彩色处理的主要目的是提高人眼对图像细节的分辨能力，从而达到图像增强的目的。具体操作步骤如下：

在 Photoshop 中打开图像文件 sy6.jpg，单击"魔术棒工具"，在工具栏中设置容差为 25，可以根据不同图像设置相应的容差值，选择图像中的深色区域，设置前景色为绿色，按【Alt+Delete】组合键进行填充，如果想进一步选择图像区域，还可以选择"选择"→"选取相似"命令来进行操作。采用同样的方法，可以对其他区域进行不同色彩的填充，最终使得单色图像变成彩色图像，以便于在临床中对图像细节进行观察。伪彩色图像的处理结果如图 4-2-18 所示。

（a）原始图像　　　　　　　　　　　　（b）伪彩色处理结果

图 4-2-18　伪彩色处理前后对比

2.9 矫正倾斜图像

在做医学实验得到的照片中，大部分都是正常的，但有时会有一些图像或多或少存在一定角度的倾斜，在 Photoshop 中，可以通过旋转画布或者直接使用"裁剪工具"来对图像角度进行矫正。下面将用前面介绍过的裁剪工具来进行图像矫正操作。具体操作步骤如下：

在 Photoshop 中打开图像文件 sy7.jpg，如图 4-2-19 所示，使用"裁剪工具"选择图像，如图 4-2-20 所示。然后把鼠标放在选定区域的某一个角上，此时鼠标指针会变成一个弧形，并且指针下面会显示出相应的角度值，旋转鼠标，直到图像变为水平为止，如图 4-2-21 所示。选择"图像"→"裁剪"命令，即可得到矫正倾斜后的结果，如图 4-2-22 所示。

图 4-2-19　原始图像

图 4-2-20　裁剪工具选择图像

图 4-2-21　矫正之后的图像

图 4-2-22　裁剪后的结果

第 3 章 动态页面制作实例

在主教材中，读者已经对动态网页相关知识有了一定的了解。本章将介绍如何设计和制作一个基于 Access 数据库的新闻发布、查询、管理的 ASP 动态数据网页系统。

3.1 系统总体设计

系统的总体目标是：结合数据库技术，开发一个简单、实用、易维护、具有较好人机交互界面的动态新闻发布系统，实现新闻信息的展示、查询、发布、管理等基本功能。

该新闻发布系统由前台服务和后台管理两个系统模块组成。前台服务模块主要实现新闻的展示和查询功能；后台管理模块主要实现新闻管理和用户管理功能。在 DW 中从主菜单执行"站点"→"新建站点"命令，弹出"新建站点"对话框，在对话框中输入新的站点名称"newsSystem"，并创建和确定存储站点文件的磁盘文件夹，例如"e:\web\newssystem"（实际设计时按需创建文件夹），后续所编写的代码和创建的文件都存储在这个站点所对应的文件夹中。

接下来在控制面板中打开 IIS 管理器，按照图 4-3-1 所示，单击以选择 IIS 的默认网站"Default Web Site"，设置网站的物理路径指向上面自行创建的文件夹"e:\web\newssystem"，最后单击"确定"按钮保存配置。

图 4-3-1 配置新闻网站到 IIS 的默认网站

本章所有的 ASP 源代码均在 Dreamweaver 下直接手工编码，没有使用 Dreamweaver 中提供的"服务器行为"进行的自动编码功能，这样使得代码更趋于精细，便于读者更好地了解 ASP 动态数据网页设计的基本技术，从而可灵活控制代码。

3.2 数据库设计

基于数据应用的网页设计首先需要依据实际需求进行数据库设计，将网页数据需求转化为实际的数据模式，以便指导数据库的逻辑设计过程。

该系统采用 Access 作为后台数据库。Access 数据库是一种小型的关系型数据库，比较适合于小型的网站建设。本系统的数据库主要包括 users（管理员用户信息表）、cate（新闻分类表）、news（新闻信息表）三个关系表。

1. 管理员用户信息表 users

users 表用于保存管理员账号和密码，具体结构如表 4-3-1 所示。

表 4-3-1　users 表的结构

序号	字段	类型	长度	是否允许空	是否主键	说明
1	id	自动编号	长整型	否	是	管理员 id 号
2	username	文本	50	否		管理员账号
3	userpwd	文本	50	是		管理员密码

2. 新闻分类表 cate

cate 表用于保存新闻分类信息，具体结构如表 4-3-2 所示。

表 4-3-2　cate 表的结构

序号	字段	类型	长度	是否允许空	是否主键	说明
1	cateid	自动编号	长整型	否	是	分类 id 号
2	catename	文本	50	否		分类名称

3. 新闻信息表 news

news 表用于保存新闻信息，具体结构如表 4-3-3 所示。

表 4-3-3　news 表的结构

序号	字段	类型	长度	是否允许空	是否主键	说明
1	id	自动编号	长整型	否	是	信息 id 号
2	person	文本	50	否		发布用户
3	title	文本	100	否		新闻信息标题
4	content	备注		是		新闻信息内容
5	cateid	数字	长整型	否		所属新闻分类
6	hits	数字	长整型	是		点击次数
7	date	日期/时间		否		新闻发布时间
8	attpic	是/否		是		是否附带图片

以上数据库表的逻辑结构设计完成后，就需要进行数据库的物理设计。首先建立一个对应的 Access 数据库文件 newsdata.accdb，然后再在其中创建上面表格中所设计的 3 个表，具体过程这里不再赘述。

3.3 功能模块设计

按照本系统的总体设计目标，系统需要完成两大功能，即前端网页展示与后台维护管理。基于浏览器的前端网页展示部分实现动态新闻的展示、查询，后台维护管理实现新闻类别、用户的简单管理以及新闻信息的添加、修改、删除等管理功能。整个系统所包含的各功能模块如图 4-3-2 所示。

图 4-3-2　动态新闻发布系统模块图

1. 数据库连接与主界面设计

因为系统中的每个页面都存在与数据库的交互，在动态网页设计环境下一般建立一个单独的网页文件用于实现连接到数据库，然后在其他需要数据库连接的网页中通过"#include <file>"命令嵌入该文件，这样可以实现连接操作的共享与重用。在 Dreamweaver 中新建一个名为 conn.asp 的文件，将以下代码保存到该文件中：

```
<%
db="/newssystem/data/newsdata.accdb"   '数据库文件的路径（按需修改）
Set conn=Server.CreateObject("ADODB.Connection")
connstr="Provider=Microsoft.ACE.OLEDB.12.0;"
connstr=connstr & "Data Source=" & Server.MapPath(db)
conn.Open connstr
%>
```

以上代码中的"/newssystem"表示将来的网站实际发布到 IIS 时，是在 IIS 的虚拟目录"newssystem"下运行，如果没有建立虚拟目录，则需要删除"/newssystem"路径。

另外，因为该文件在后续的 asp 页面中多次被引用，包括在根文件夹下面的子文件夹（admin）的管理员用页面，为了使它们能通过"#include <file>"命令正常引用，还必须在 IIS 中设置"启用上层目录"为"True"。

具体设置方法见图 4-3-3 所示，在 IIS 管理器中找到 ASP 图标，双击进入编辑，把"启用父路径"改为"True"即可。

此外，为了方便网页调试中查看 ASP 脚本出现的错误，应该将该 ASP 编辑界面上"调试属性"下面的"将错误发送到浏览器"也设置为"True"；如果网页有文件上传操作，例如，本实例的新闻记录中就需要上传新闻内容中对应的图片文件，就应该提高对文件大小的限制，在 ASP 编辑界面上"限制属性"下面有一项"最大请求实体主体限制"，其默认配置为 200000（不到 200 KB），可能显得较小，需要适当提高，例如修改为"800000"。

最后单击界面右边的"应用"按钮完成配置。

图 4-3-3　配置 IIS 的"启用上层目录"

2. 新闻展示

新闻发布系统前台的新闻展示、查询两个功能模块基本上都是在网站的主页上实现的。在网站根文件夹下建立一个 index.asp 文件，设计完成后运行的主界面如图 4-3-4 所示。

图 4-3-4　新闻发布系统主页

用于新闻展示的主网页文件 index.asp 完成按新闻的类型进行分类展示。系统将新闻分为"国际新闻""国内新闻""社会新闻""科技新闻""财经新闻""娱乐新闻"等几个类别（它们将被存储在 cate 表中）。对浏览者而言，新闻分类给浏览和查询带来了方便，起到了导航作用；对管理员而言，新闻分类也方便了新闻的管理。

新闻展示操作主要涉及显示新闻信息表 news 中的每条信息。其实现的部分代码如下：

需要注意：为了说明方便，"……"表示部分代码省略，行末尾有下画线"_"字符的表示当前行有续行，实际保存为网页文件时请去掉下画线并合并为一行。同时，由于版面排版方面的原因，HTML 代码有些被自动分了行，阅读时需要注意。此外，页面内许多地方使用了 style 文件夹下的样式表文件 tytle.css 中的样式标签，这样便于统一整个页面显示风格。

```
<!---index.asp--->
<!--- 包含数据库连接配置文件 --->
<!---#include file="conn.asp"--->
<html>
<head>
<meta http-equiv="Content-Type" content="text/html; charset=gb2312" />
<title>新闻发布系统</title>
<link href="style/tytle.css" rel="stylesheet" type="text/css" />
</head>
```

```asp
<body>
    <table width="1024" height="10" border="0" align="center" cellpadding="0" cellspacing="0" class="index_top_bj"><tr><td></td></tr></table>
    <table width="1024" height="100" border="0" align="center"
     borderColor="#FFFFFF" cellpadding="0" cellspacing="0" class="bx">
      <tr>
        <td align="center" valign="middle" bgcolor="#99CCFF"><p align="middle">
        <font size="7" color="#0000FF">新闻发布系统</font></td>
      </tr>
    </table>
    <table width="1024" height="35" border="0" align="center" cellpadding="0" cellspacing="0" class="index_dh_bj">
    <tr>
    <!---将新闻分类动态地显示在导航栏中--->
    <td align="center" valign="middle"><a href="index.asp" style="text-decoration:none;color:#000000">首页 </a>
    <%
        set rs=server.createobject("adodb.recordset")
        rs.open "cate",conn,1,1
        do while not rs.eof
        response.write("| <alhref=''index.asp?cateid=" & rs("cateid") & _
            "'style='text-decoration:none;color:black'>" & rs("catename") & _
            "</a> ")
        rs.movenext
        loop
    %>
    </td>
    </tr>
    </table>
    <table width="1024" height="35" border="0" align="center" cellpadding="0" cellspacing="0" class="bx">
        <tr>
        // 进行新闻搜索的表单
        <form action="search.asp" method="post">
        <td width="100" align="right" valign="middle"><label>
            <input name="search" type="text" id="search" value="" size="25" maxlength="100"class="search-input" />
        </label></td>
        <td width="64" align="center" valign="middle"><label>
          <input type="submit" name="Submit" value="搜索" />
        </label></td>
        </form>
        <!---新闻搜索表单结束--->
          <td width="506" align="center" valign="middle"><table width="90%" height="25" border="0" cellpadding="0" cellspacing="0">
          <tr>
            <td>
            </td>
          </tr>
          </table></td>
      </tr>
    </table>
    <%
      cateid=request.querystring("cateid")
      If cateid="" Then
        sql="SELECT * FROM news"
      Else
        sql="SELECT * FROM news WHERE cateid="&cateid
```

```
      End If
      sql=sql &"ORDER BY date DESC"            '按上传/修改时间倒序显示
      Set rsnews=Server.CreateObject("adodb.recordset")
      rsnews.Open sql,conn,1,1
      If rsnews.EOF Then
        response.Write("<div algn='center'>本类无记录</div>")
        response.End
      End If
      page=request.querystring("page")
      rsnews.pagesize=10                       '每页的新闻数量
      If cint(page)<=1 Then page=1
      If cint(page)>rsnews.pagecount Then page=rsnews.pagecount
      rsnews.absolutepage=page
    %>
    <table width="1024" border="0" align="center" cellpadding="0" cellspacing="0" class="bx">
      <tr class="index_lm_bj">
        <td width="528" height="28" align="center" valign="middle">新闻标题</td>
        <td width="150" align="center" valign="middle">上传时间</td>
        <td width="100" align="center" valign="middle">发布人</td>
      </tr>
    <!---读取每条新闻并分页显示(新闻标题、发布时间、发布人)--->
    <%
      For i=1 To rsnews.pagesize
    %>
      <tr class="news-row">
        <td class="row-td title-td">
          <!---设置点击新闻标题时超链接跳转并打开一个新浏览窗口--->
          <a href="news.asp?id=<%=rsnews("id")%>" target="_blank">
          <%=rsnews("title")%></a>
        </td>
         <td align="center" valign="middle" class="row-td">
          <%=rsnews("date")%>
        </td>
        <td align="center" valign="middle" class="row-td">
          <%=rsnews("person")%>
        </td>
      </tr>
    <%
      rsnews.movenext
      if rsnews.eof then exit for
      next
    %>
    </table>
    <!---显示分页导航条--->
    <table width="1024" height="40" border="0" align="center" cellpadding="0" cellspacing="0" class="bx">
      <tr>
        <td align="right" valign="middle" style="padding-right:20px"><a href="index.asp?cateid=<%=cateid%>&page=1">首页</a>  <a href="index.asp?cateid=<%=cateid%>&page=<%=page-1%>">上一页</a>  <a href="index.asp?cateid=<%=cateid%>&page=<%=page+1%>">下一页</a>  
        <a href="index.asp?cateid=<%=cateid%>&page=<%=rsnews.pagecount%>">尾页</a></td></tr>
    </table>
    <table width="1024" border="0" align="center" cellpadding="0" cellspacing="0" class="index_lm_bj"><tr><td height="28"></td></tr></table>
```

```
<table width="1024" height="30" border="0" align="center" cellpadding="0" cellspacing="0">
    <tr><td align="center" valign="middle" bgcolor="#99CCFF">
     《医学计算机应用基础实践教程》案例 </td></tr>
</table>
</body>
</html>
```

主页代码中主要采用了分页技术,以便当新闻记录较多时,可分页显示。代码中默认设置了每页 10 条新闻数量,可以随意调整。当用户单击新闻标题链接时,超链接到 news.asp 网页,显示具体新闻内容。用户可以在新窗口中浏览对应新闻的详细内容,具体代码如下:

```
<!---news.asp--->
<!---#include file="conn.asp"--->
<html>
<head>
<meta http-equiv="Content-Type" content="text/html; charset=gb2312">
<title> 新闻阅读 </title>
<link href="stytle/tytle.css" rel="stylesheet" type="text/css">
</head>
<body topmargin="0" leftmargin="0">
<%
  Dim rsCate
  '定义记录集对象
  Set rs=Server.CreateObject("ADODB.RecordSet")
  Set rsCate=Server.CreateObject("ADODB.RecordSet")
  '设置 SQL 语句,读取指定的(从超链接获取的新闻编号参数)新闻记录
  sqlString="SELECT * FROM News WHERE Id=" & Request.QueryString("id")
  rs.Open sqlString, Conn, 1, 1
  '替换新闻正文中的特殊标记:用"[space]"表示了空格
  If Not rs.EOF Then
      rqtContent = rs("content")
      rqtContent = replace(rqtContent,"[space]"," ")
      '更新阅读数量
      Conn.execute("UPDATE News SET hits=hits+1 WHERE Id=" & Request("id"))
%>
<center>
  <table border="0" borderColorLight="#000080" cellSpacing="5" cellpadding="0" width="98%">
    <tr>
      <td width="100%" align=center height=50><strong><font color=red size=4><%=stitle%></font></strong>
      </td>
    </tr>
    <tr>
      <!--- 显示新闻标题 --->
      <td align=center><strong><%=RS("title")%></strong><br>
       <!--- 显示新闻发布日期 --->
       <%=RS("date")%><br>
       <!--- 标题/发布时间与内容之间画蓝色横线 --->
       <hr color="blue">
      </td>
    </tr>
    <tr>
      <!--- 显示新闻内容 --->
      <td><%=rqtContent%></td>
    </tr>
  </table></center>
```

```
<%
    End If
    rs.Close
    Set rs = Nothing
%>
<br>
</div>
</body>
</html>
```

如图 4-3-5 所示，就是点击新闻标题为"经济长期向好基本面不变，基金行业大有可为"后新打开的浏览器窗口。

图 4-3-5 news.asp 显示的新闻内容页

3. 新闻查询

新闻查询模块由 search.asp 实现，主要是为了方便用户快速地找到所关心的新闻信息。系统采用模糊查询的方法，只要用户输入了相关新闻标题的部分内容，就可以查询到相应的结果。当输入为空时，查询结果是所有新闻。

查看上面主页 index.asp 代码可知，其中放置了一个查询表单，通过表单超链接到 search.asp，form 标签中的 search.asp 即为查询时执行的文件，它保存在根文件夹中，查询结果的展示代码与上面已介绍的 index.asp 基本一致，其中涉及数据库操作的相关代码如下：

```
<!---#include file="conn.asp"--->
<%
    title=request.Form("search")            '读取index.asp中表单内搜索栏的查询要求
    set rs=server.createobject("adodb.recordset")
    '用 % 实现模糊查询
    sql="SELECT * FROM news WHERE title LIKE '%"&title&"%'"
    rs.Open sql,conn,1,1
%>
……
<% do while not rs.EOF %>
<tr class="news-row">
```

```
<td   class="row-td title-td">
<!--- 设置点击新闻标题时超链接跳转并打开一个新浏览窗口 --->
<a href="news.asp?id=<%=rs("id")%>" target="_blank">
<%=rs("title")%></a>
</td>
<td align="center" valign="middle" class="row-td">
 <%=rs("date")%>
</td>
<td align="center" valign="middle" class="row-td">
 <%=rs("person")%>
</td>
</tr>
<%
rs.movenext
loop
%>
……
```

如果从图 4-3-4 中的"搜索"文本框内输入"一带一路",然后单击"搜索"按钮,则 search.asp 会将新闻标题中含有"一带一路"文字的所有新闻都显示在查询结果中,如图 4-3-6 所示。

图 4-3-6　search.asp 的查询结果

新闻发布系统后台主要包括管理员登录、新闻管理、管理员用户管理、新闻分类管理等几个功能模块。下面分别介绍各个功能模块的具体实现(这些模块都存放在网站的 admin 文件夹下)。

4．管理员登录

管理员登录是管理员进入后台管理的身份识别。只有登录后的管理员才能按管理员所拥有的权限进行相关操作。管理员登录页面存放在 login.asp 文件中,其运行界面如图 4-3-7 所示。

管理员登录操作主要涉及查询数据库中的管理员用户表 users 是否与在表单内输入的名称和密码相匹配,相关的主要代码如下所示:

图 4-3-7　管理员登录界面

```
<!---login.asp--->
<!--- 浏览器端脚本采用 javascript,用于对输入内容进行检测 --->
<script langage="javascrip">
function check(){
  if(document.form1.username.value==""){
    alert("请输入用户名");
    return false;
  }
  if(document.form1.userpwd.value==""){
    alert("请输入密码");
    return false;
  }
```

```
        }
    </script>
<html><head>
<meta http-equiv="Content-Type" content="text/html; charset=gb2312" />
<title>新闻发布系统--管理员登录</title>
<link href="../stytle/tytle.css" rel="stylesheet" type="text/css" />
<style type="text/css">
  body {background-color: #fcfcfc;}
</style>
</head><body>
<table height="50" align="center">
   <tr><td align="center" valign="middle"><span>
    <font size="+3" face=" 宋体 ">新闻发布系统 – 管 </font></span>
</td></tr>
</table>
<form id="form1" name="form1" method="post" action="login_check.asp" onSubmit="return check()">
   <table width="220" border="1" align="center" cellpadding="0" cellspacing="0" bordercolor="#0066FF">
    <tr><td><table width="220" border="0" align="center" cellpadding="0" cellspacing="0" bgcolor="#88EE00">
       <tr><td height="35" colspan="3" align="center" valign="middle" class="table_bx">== 管理员登录 ==</a></td>
    </tr>
       <tr><td height="35" align="center" valign="middle" class="table_bx">用 户 名：</td>
        <td height="35" colspan="2" class="table_bx">
           <input name="username" type="text" class="hi-18" size="15" />
            </label></td>
        </tr>
<tr>
<td height="35" align="center" valign="middle" class="table_bx">密  码：</td>
<td height="35" colspan="2" class="table_bx">
     <input name="userpwd" type="password" class="hi-18" id="userpwd" size="15" />
</td>
</tr>
<tr>
  <td height="35" colspan="3" align="center" valign="middle">
     <input type="submit" name="Submit" value=" 登录 " />
     <input type="reset" name="reset" value=" 重写 " />
     </label>
</td></tr>
</table></td>
</tr>
</table>
</form>
</body>
</html>
```

登录时如果输入了用户名和密码，则由表单引向执行 login_check.asp 进行实际的数据库检查，验证输入的用户名和密码是否存在于数据库中，相关代码如下所示：

```
<!---#include file ="../conn.asp"--->
<%
  set rs=Server.CreateObject("ADODB.RecordSet")
  username=request.form("username")
  userpwd=request.form("userpwd")
  sql="SELECT * FROM users WHERE username='" & username & "'"
  rs.Open sql,conn,1,1
  IF Not rs.EOF Then
```

```
        If rs("userpwd")<>userpwd Then
            <!--- 在浏览器输出javascript脚本产生提示框 --->
             response.Write("<script>alert('用户名或密码错误,请重新输入!');history.go(-1)</script>")
            response.End
          else
            <!--- 验证成功,记录session,跳转管理员主页 --->
            session("username")=username
            response.Redirect("index.asp")
        End If
    Else
      response.Write("<script>alert('用户名或密码错误,请重新输入!');history.back()</script>")
      response.End
    End If
%>
```

如果输入的用户名和密码正确,则进入后台管理的主页index.asp,如图4-3-8所示是其设计页面。

图4-3-8 后台管理主页

index.asp后台主页由框架构成,外层为上下框架,上框架是标题页面top.asp,下框架又是一个由左右组成的内层框架,左边为菜单导航页面left.asp,对应页面代码如下:

```
<!---index.asp: 没有登录,则跳转登录页面 --->
<%
   If session("username")="" Then
      response.Redirect("login.asp")
      response.End
   End If
%>
<html>
<head>
<meta http-equiv="Content-Type" content="text/html; charset=gb2312" />
<title>新闻发布系统</title>
</head>
<frameset rows="30,*" cols="*" frameborder="no" border="0" framespacing="0">
    <frame src="top.asp" scrolling="No" noresize="noresize" id="topFrame" title="topFrame" />
    <frameset cols="250,*" frameborder="no" border="0" framespacing="0">
      <frame src="left.asp" name="leftFrame" scrolling="No" noresize="noresize" id="leftFrame" title="leftFrame" />
      <frame src="main.asp" name="mainFrame" id="mainFrame" title="mainFrame" />
    </frameset>
</frameset>
<noframes>
<body></body>
</noframes></html>
```

右框架为菜单对应的操作页面，初始展开页面是 main.asp。

菜单页面 left.asp 的主要代码如下：

```
<html><head>
<meta http-equiv="Content-Type" content="text/html; charset=gb2312" />
<title>menu</title>
<style type="text/css">
   body,td,th {font-size: 12px;color: #000000;}
   body {margin-left: 0px;margin-top:0px;margin-right:0px;
margin-bottom:0px;background-color: #1C8FFC;}
</style>
<link href="../stytle/tytle.css" rel="stylesheet" type="text/css" />
</head>
<body>
<table width="100%" border="0" align="center" cellpadding="0" cellspacing= "0" class="left_bj">
      <tr><td height="70" align="center" valign="middle"><a href="index.asp" target="_parent"><img src="../images/title.jpg" border="0" /></a></td> </tr>
      <tr><td height="40" align="center" valign="middle"><label><a href="news_ add.asp" target="mainFrame"><img src="../images/newsadd.jpg" border="0" /></a></label></td></tr>
      <tr><td height="40" align="center" valign="middle"><label><a href="news_ mang.asp" target="mainFrame"><img src="../images/newsmang.jpg" border="0" /></a></label></td></tr>
      <tr><td height="40" align="center" valign="middle"><label></label>
         <a href="cate.asp" target="mainFrame"><img src="../images/cate.jpg" border="0" /></a></td></tr>
      <tr><td height="40" align="center" valign="middle"><a href="user.asp" target="mainFrame"><img src="../images/user.jpg" border="0" /></a></td>
      </tr><tr>
         <td height="40" align="center" valign="middle"><label><a href="logout.asp" target="_parent"><img src="../images/logout.jpg" border="0" /></a></label> </td></tr><tr>
         <td align="center" valign="top">  </td></tr>
</table>
</body>
</html>
```

left.asp 菜单页面采用了 1 张图片为标题，5 张图片为菜单名，它们都作为表格的背景，达到导航菜单显示的效果。

5. 用户管理

用户管理比较简单，只实现对已有的用户账号和密码的修改。在后台主页左边菜单栏单击"用户管理"按钮后，即进入 user.asp 页面中，如图 4-3-9 所示。

用户管理模块的表单处理设计如下所示，其他代码略。

图 4-3-9 user.asp 页面

```
<form id="form1" name="form1" method="post"
    action="user_upd.asp?id=<%=rs("id")%>">
```

user_upd.asp 是实际执行修改操作的页面，所以，任何涉及数据库修改操作的页面一般都独立出来，由人机接口界面通过 FORM 表单使用 POST 方法向服务器提交修改，转到实际进行数据库更新的页面中。user_upd.asp 提交处理操作相关代码如下：

```
<!---#include file="../conn.asp"--->
<%
```

```
id=request.QueryString("id")
username=request.Form("username")
userpwd=request.Form("userpwd")//
set rs=server.CreateObject("adodb.recordset")
sql="SELECT * FROM users WHERE id="&id
rs.Open sql,conn,1,3
rs("username")=username
rs("userpwd")=userpwd
rs.Update
response.Write("修改成功，两秒钟后退出。")
%>
<script language="javascript">
setTimeout("location.href='user.asp'",2000)
</script>
```

6．新闻修改、删除

新闻修改、删除是对发表的新闻的修改和删除操作。页面采用面板形式，以便直观方便地进行操作。新闻显示页面文件为 news_mange.asp。操作涉及数据库中的新闻信息表 news。news_mange.asp 中的以下代码用于显示图 4-3-10 所示的表格。

图 4-3-10　新闻显示与管理页面

```
<!---#include file="../conn.asp"--->
<%
  '用户还未登录，则转向登录页面
  If session("username")="" Then
      response.Redirect "login.asp"
    response.End
  End If
  Set rs=server.CreateObject("adodb.recordset")
  sql="SELECT * FROM news"
  rs.open sql,conn,1,1
  If rs.EOF And rs.BOF Then
      response.Write "目前没有记录"
      response.End
  Else
      rs.Pagesize=10
      page=request.QueryString("page")
```

```
      If Not isnumeric(page) Then page=1
      If isempty(page) Or cint(page)<1 Then page=1
      If cint(page)>rs.Pagecount Then page=rs.Pagecount
   End If
   rs.Absolutepage=page
%>
<!--- 下面省略了页面元素 --->
......
<table width="800" border="0" align="center" cellpadding="0" cellspacing= "0">
<!--- 下面省略了表格栏目元素 --->
......
   <% for i=1 to rs.recordcount %>
   <tr>
   <td height="28" align="center" class="newsbk"><%=rs("id")%></td>
   <td height="28" align="left" class="newsbk">
   <!--- 带参数传给新闻详情显示页面 --->
   <a href="../news.asp?id=<%=rs("id")%>"
      style="text-decoration:none">
   <%=rs("title")%></a></td>
   <td height="28" align="center" class="newsbk"><%=rs("cateid")%></td>
   <td height="28" align="center" valign="middle" class="newsbk">
   <!--- 带参数传给修改、删除页面 --->
   <a href="news_modify.asp?id=<%=rs("id")%>">修改 </a>
   <a href="news_del.asp?id=<%=rs("id")%>"> 删除 </a> </td>
   </tr>
   <%
   rs.Movenext
   If rs.EOF Then Exit For
   Next
   %>
</table>
<div align="center"><br />
   <a href="news_mange.asp?page=1">首页 </a>
   <a href="news_mange.asp?page=<%=page-1%>">上一页 </a>
   <a href="news_mange.asp?page=<%=page+1%>">下一页 </a>
   <a href="news_mange.asp?page=<%=rs.pagecount%>">最后页 </a>
</div>
```

当在页面选择某条新闻时，单击"修改"超链接后，即进入修改新闻页面 news_modify.asp，如图 4-3-11 所示。页面中的内容是通过读取数据表记录原来的内容显示出来的。

图 4-3-11　新闻修改页面

新闻修改页面new_modify.asp的主要代码如下：

```asp
<!---#include file="../conn.asp"--->
<%
  If session("username")="" Then
      response.Redirect "login.asp"
      response.End
  End If
  <!--- 获得news_mang.asp传来的新闻编号 --->
  id=request.QueryString("id")
  Set rs=server.CreateObject("adodb.recordset")
  sql="SELECT * FROM news WHERE id="&id
  rs.Open sql,conn,1,1
%>
<!--- 下面省略了部分页面元素 --->
……
<form action="news_upd.asp?id=<%=rs("id")%>" method="post">
<table width="90%" border="1" align="center" cellpadding="0" cellspacing= "0" bordercolor="#CCCCCC" bgcolor="#0099FF">
      <tr><td width="100" height="24" align="center" valign="middle">新闻标题：</td><td height="24">
          <label><input name="title" type="text" class="kuang" value="<%=rs("title")%>" size="40" /></label></td></tr>
      <tr><td width="100" height="24" align="center" valign="middle">新闻类别：</td>
      <td height="24"><label>
      <input name="type" type="text" class="kuang" id="type" value="<%=rs("cateid")%>" size="20" /></label></td></tr>
      <tr><td width="100" height="24" align="center" valign="middle">上  传  人：</td><td height="24"><input name="person" type="text" class="hi-18" value="<%=rs("person")%>" size="20" /></td></tr>
      <tr><td width="100" height="24" align="center" valign="top"><br />
          新闻内容：</td>
      <td height="24" align="left" valign="top"><label>
          <textarea name="content" cols="70"
      rows="20" id="content"><%=rs("content")%></textarea>
        </label></td></tr>
      <tr><td align="center" valign="top">  </td>
        <td align="left" valign="middle"><label>
          <input type="submit" name="Submit" value="提交" />
          <input type="reset" name="Reset" value="重写" />
        </label></td>
      </tr></table>
</from></body></html>
```

在修改页面中可修改任何内容，单击"提交"按钮后即转到news_upd页面，实现数据库更新，完整代码如下：

```asp
<!---#include file="../conn.asp"--->
<%
    idd=request.QueryString("id")
      title=request.Form("title")
      lx=request.Form("type")
      parson=request.Form("person")
      content=request.Form("content")
      Set rs=server.CreateObject("adodb.recordset")
      sql="SELECT * FROM news WHERE id="&idd
      rs.Open sql,conn,1,3
      rs("title")=title
      rs("cateid")=lx
```

```
            rs("person")=parson
            rs("content")=content
            rs("date")=now()                                    '改变修改时间
            rs.Update
            response.Write(" 新闻修改成功，两秒钟后返回！")
%>
<script language="javascript">
  setTimeout("location.href='news_mange.asp'",2000)        '返回到新闻管理页面
</script>
```

新闻删除操作在 news_del.asp 中，实现代码如下：

```
<%
    id=request.QueryString("id")
    Set rs=server.CreateObject("adodb.recordset")
    sql="SELECT * FROM news WHERE id="&id
    rs.Open sql,conn,1,3
    rs.Delete
    response.Write" 删除成功，两秒钟后返回！"
%>
<script language="javascript">
  setTimeout("location.href='news_mange.asp'",2000)        '返回到新闻管理页面
</script>
```

7．新闻分类管理

新闻分类管理实现对新闻进行分类，设计比较简单，没有新添和删除，只有修改功能（因此必须先在 Access 中录入新闻类别记录）。新闻分类管理显示页面为 cate.asp，如图 4-3-12 所示；当单击"修改"超链接时，进入分类修改页面，如图 4-3-13 所示。

图 4-3-12　新闻分类显示页面　　　　图 4-3-13　新闻分类修改页面

文件 cate.asp 的主要代码如下：

```
<!---#include file="../conn.asp"--->
<%
  If session("username")="" Then
     response.Redirect "login.asp"
     response.End
  End If
  Set rs=server.CreateObject("adodb.recordset")
  sql="SELECT * FROM cate"
  rs.Open sql,conn,1,1
%>
<!--- 下面省略了部分页面元素 --->
……
<table width="90%" border="0" align="center" cellpadding="0" cellspacing= "0" bordercolor="#CCCCCC" bgcolor="#0099FF">
     <tr><td width="18%" height="32" align="center" valign="middle" class= "c-black newsbk"><strong> 类型编号 </strong></td>
         <td width="52%" height="32" align="center" valign="middle" class="c-black newsbk"><strong> 类型名称 </strong></td>
```

```
      <td width="30%" height="32" align="center" valign="middle" class="c-black
newsbk"><strong>操作</strong></td></tr>
      <% do while not rs.eof %>
      <tr><td height="24" align="center" valign="middle" class="newsbk">
          <%=rs("cateid")%></td>
        <td height="24" align="center" valign="middle" class="newsbk">
          <%=rs("catename")%></td>
        <td height="24" align="center" valign="middle" class="newsbk">
<!---跳转到实际修改操作的页面--->
<a href="cate_modify.asp?cateid=<%=rs("cateid")%>">修改</a></td></tr>
      <% rs.movenext
         loop
      %>
</table>
<!---下面省略了部分页面元素--->
……
```

修改新闻类别页面 cate_modify.asp 的主要代码如下：

```
<!---#include file="../conn.asp"--->
<%
  If session("username")="" Then
      response.Redirect "login.asp"
      response.End
  End If
  cateid=request.QueryString("cateid")
  set rs=server.CreateObject("adodb.recordset")
  sql="SELECT * FROM cate WHERE cateid=" & cateid
  rs.Open sql,conn,1,1
%>
<!---下面省略了部分页面元素--->
……
<!---提交实际修改--->
<form id="form1" name="form1" method="post"
action="cate_upd.asp?cateid=<%=rs("cateid")%>">
<table width="90%" border="1" align="center" cellpadding="0" cellspacing= "0"
bordercolor="#CCCCCC" bgcolor="#CCFFFF">
    <tr><td height="24" align="center" valign="middle"><strong>原有类型</strong>
</td><td width="300" height="24" align="center" valign="middle"><strong>修 改 为 </
strong></td><td height="24" align="center" valign="middle"><strong>操作</strong></
td></tr>
    <tr><td height="24" align="center" valign="middle">
        <%=rs("catename")%></td>
      <td width="300" height="24" align="center" valign="middle"><label>
          <input name="catename" type="text" id="catename" value="<%=rs
("catename")%>" size="30" />
      </label></td>
      <td height="24" align="center" valign="middle"><label>
        <input type="submit" name="Submit" value=" 提交 " />
      </label></td></tr></table>
</form>
……
```

实际执行修改操作的页面 cate_upd.asp 完整代码如下：

```
<!---#include file="../conn.asp"--->
<%
    catename=request.Form("catename")
    Set rs=server.CreateObject("adodb.recordset")
    sql="SELECT * FROM cate"
```

```
            rs.Open sql,conn,1,3
            rs("catename")=catename
            rs.Update
            response.Write("修改成功,两秒钟后返回! ")
%>
<script language="javascript">
    setTimeout("location.href='cate.asp'",2000)
</script>
```

8. 新闻发布

新闻发布是管理员添加新闻的操作。系统中新闻发布时可附加图片,还可以对字体进行简单的设置。新闻发布页面文件为 news_add.asp,如图 4-3-14 所示。

图 4-3-14 新闻图片上传与新闻发布页面

在新添界面上,将需要添加的新闻的标题、类别、新闻内容输入,"上传人"会被系统自动填上登录管理员的名字,所以可以不填。

如果新闻中需要添加图片,可以单击"浏览"按钮,选择需要上传的图片文件,再单击"上传"按钮。需要注意,图片上传完成后,系统自动将图片按照当前的日期生成指定名称的文件,并保存在根文件夹下的"images"子文件夹下,同时在新闻内容的最后面添加图中所示的图片格式文本,需要人工将其剪切出来,再粘贴到图片应该出现的适当位置;图片可以添加多张。

新闻内容输入完后,单击"提交"按钮即可完成发布,相关代码如下所示。

```
<!---news_add.asp--->
<!---#include file="../conn.asp"--->
<%
    If session("username")="" Then
        response.Redirect "login.asp"
        response.End
    End If
%>
<html><head>
<meta http-equiv="Content-Type" content="text/html; charset=gb2312" />
<title>添加新闻</title>
<style type="text/css">
    body,td,th {font-size: 12px;color: #000000;}
    body {margin-left: 0px;margin-top: 50px;margin-right: 0px;
        margin-bottom: 0px;background-color: #ffcccc;}
</style>
<link href="../stytle/tytle.css" rel="stylesheet" type="text/css" />
</head>
<body class="main_bj">
```

```
<p> </p>
<form id="form1" name="myform" method="post" action=" news_add_upd.asp">
<table width="90%" border="1" align="center" cellpadding="0" cellspacing="0" bordercolor="#CCCCCC" bgcolor="#0099FF">
   <tr>
      <td width="100" height="24" align="center" valign="middle">新闻标题：</td>
      <td height="24"><label>
        <input name="title" type="text" class="hi-18" size="40" />
        <input name="attpic" type="checkbox" id="attpic" value="1" />
     附图 </label></td>
     </tr>
   <tr>
      <td width="100" height="24" align="center" valign="middle">新闻类别：</td>
      <td height="24">
      <!--- 下面利用循环读取cate表中的新闻类型组合成单选的页面元素格式 --->
      <select name="cate">
      <%
      Set rs = Server.CreateObject("ADODB.RecordSet")
      sql = "SELECT * FROM cate ORDER BY CateId"
      Set rsCate = Conn.Execute(sql)
      DO WHILE Not rsCate.EOF
         stitle = rsCate("CateName")
         cid = rsCate("CateId")
      %>
   <option value="<%=cid%>"><%=stitle%></option>
   <%
      rsCate.movenext
    LOOP
%></td></tr>
      <tr><td height="24" align="center" valign="middle">上传人：</td>
         <td height="24" align="left" valign="middle"><input name="person" type="text" class="kuang" size="20" /></td></tr>
      <tr><td height="30" align="center" valign="middle">相关图片：</td>
         <td height="30" align="left" valign="middle">
         <!--- 利用iframeg嵌套图片上传的子页面:upload.asp--->
             <iframe frameborder="0" width="400" height="30" scrolling="no" src="upload.asp"></iframe></td> </tr>
      <tr><td width="100" align="center" valign="top"><br />新闻内容：</td>
          <td align="left" valign="top">
          <textarea name="txtcontent" cols="70" rows="20" id="content">
          </textarea></td></tr>
     <tr><td align="center" valign="top"></td>
        <td align="left" valign="middle">
        <input type="submit" name="Submit" value=" 提交 " />
        <input type="reset" name="Submit2" value=" 重写 " /></td></tr>
</table>
</form>
</body>
</html>
```

在 news_add.asp 中嵌入的 upload.asp 文件，其功能是从本地磁盘上选择要上传的图片文件，通过 upfile.asp 调用上传组件 "upload_5xsoft"（admin 文件夹的 upload_5xsoft.asp 文件）上传图片到服务器。upload.asp 的代码如下：

```
<!---upload.asp--->
<%
  If session("username")="" Then
```

```
        response.Redirect "login.asp"
        response.End
    End If
%>
<html>
<head>
<title>上传文件</title>
<meta http-equiv="Content-Type" content="text/html; charset=gb2312">
<link rel="stylesheet" href="../stytle/tytle.css">
<style type="text/css">
body {background-color: #FBFBFB;}
</style></head>
<body leftmargin="0" topmargin="0">
<!---upfile.asp 完成实际的文件上传操作 --->
<form name="form1" method="post" action="upfile.asp" enctype="multipart/form-data" >
<input type="hidden" name="act" value="upload">
<input type="hidden" name="filepath" value="../images">
<table width="100%" border="0" cellspacing="0" bordercolordark="#CCCCCC" bordercolorlight="#000000">
<tr><td>
   <input name="file1" type="file" id="file1" size="40">
   <input type="submit" name="Submit" value=" 上传 " class="tx"></td></tr>
</table>
</form>
</body>
</html>
```

其中的 upfile.asp 就是调用上传组件的页面实现代码文件，完整代码如下：

```
<%
  If session("username")="" Then
      response.Redirect "login.asp"
   response.End
   End If
%>
<%Server.ScriptTimeOut=5000%>
<!--- 嵌入上传组件文件 ( 详细内容和使用格式请搜索网络资料 )--->
<!---#include FILE="upload_5xsoft.asp"--->
<html>
<head>
<meta http-equiv="Content-Type" content="text/html; charset=gb2312">
<title>文件上传</title>
</head>
<body>
<%
   '将当前的日期和时间转为文件名
   Function MakeFileName()
     Dim fname
     fname=Now()
     fname=Trim(fname)
     fname=Replace(fname, "-", "")
     fname=Replace(fname, "/", "")
     fname=Replace(fname, " ", "")
     fname=Replace(fname, ":", "")
     fname=Replace(fname, "PM", "")
     fname=Replace(fname, "AM", "")
     fname=Replace(fname, "上午", "")
     fname=Replace(fname, "下午", "")
     MakeFileName=fname
```

```
    End Function
    Dim upload,file,formName,formPath
    Dim i,l,fileType,NewFileName,filenamelist
    '创建新文件名称
    NewFileName=MakeFileName()
    '建立上传对象
    Set upload=New upload_5xsoft
    '得到上传文件目录
    formPath=Server.MapPath("images")&"/"
    '列出所有上传了的文件
    For Each formName in upload.objFile
        '生成一个文件对象
        Set file=upload.file(formName)
        '如果 FileSize>0 说明有文件数据
        If file.FileSize>0 Then
            '取得文件扩展名
            fileType=file.FileName              '文件名以及扩展名
            i=instr(fileType,".")               '是否存在"."
            l=Len(fileType)
            If i>0 Then
                fileType=Right(fileType,l-i+1)  '得到扩展名
            End If
            NewFileName=NewFileName & fileType
            filenamelist=formPath & NewFileName '新文件绝对地址和名称
            file.SaveAs filenamelist            '保存图片文件
        End If
        Set file=Nothing
    next
    '将文件的引用按特定格式写入新闻内容字段的最后（下面3行是一条语句）
     Response.Write "<script>parent.myform.txtcontent.value+='[upload]" &
NewFileName&"[/upload]'</script>"
    '自动选中"附图"标记
    Response.Write "<script>parent.myform.attpic.checked=true;</script>"
    '显示提示信息
    Response.Write "<body topMargin=0><font style='font-family: 宋体; font-size: 9pt'>
    文件上传成功  [ <a href=# onclick=history.go(-1)>继续上传</a> ]</font></body>"
    set upload=nothing                          '删除此对象
%>
%>
</body>
</html>
```

最终的提交新闻操作由 news_add_upd.asp 文件完成，完整代码如下所示：

```
<!---#include file="../conn.asp"--->
<%
Function ChangeChr(str)  '定义函数进行文本内容转换
    updstr1 = "[space]border=0[space]></img></div>"
    updstr2 = "<div[space]align=center><img[space]src=admin/images/"
    '将新闻内容中的图片格式转换为可以直接引用图片链接的格式
    ChangeChr = Replace(str,"[upload]",updstr2)
    ChangeChr = Replace(ChangeChr,"[/upload]",updstr1)
    ChangeChr = Replace(ChangeChr," "," ")
    ChangeChr = Replace(ChangeChr,chr(13),"<br>")
End Function
Dim title
Dim content
Dim category
```

```
Dim sql
Dim rs
title = Request("title")
title = Replace(title,"'","'")              '英文单引号改为汉字单引号
attpic = Request("attpic")
rqtContent = ChangeChr(request("txtcontent"))   '替换有关图片的格式字符
rqtContent = Replace(rqtContent,"'","'")
Set rs = Server.CreateObject("ADODB.RecordSet")
sql="SELECT * FROM news"
rs.Open sql, Conn, 1, 3
rs.AddNew       '新增一条记录并给字段赋值
rs("Cateid") =cint(Request("cate"))
rs("Title") = title
rs("Content") = rqtContent
rs("date") = now()                          '上传时间为当前日期时间
rs("Person") = Session("UserName")          '上传人为登录的管理员
rs("hits") = 0
If attpic <> "" Then
   rs("attpic") = attpic
End If
rs.Update
set rs = nothing
Response.Write "添加成功,两秒钟后返回!"
%>
'设置两秒后跳转
<script language="javascript">
   setTimeout("location.href='news_add'",2000)
</script>
```

动态新闻发布系统的制作就已基本完成了,如果读者希望增加更多的功能或采用更好的实现方法或技巧,可自行学习相关的网页制作技术,以便进一步提高网页与程序设计水平。

附：网页样式表 tytle.css 内容

```
body,td,th {
    font-size: 16px;
}
body {
    margin-left: 0px;
    margin-top: 0px;
    margin-right: 0px;
    margin-bottom: 0px;
}
.top_bj {
    font-family: "宋体";
    font-size: 12px;
    color: #000000;
    background-color: #FFFFFF;
    background-image: url(../images/admin-top.jpg);
    background-repeat: repeat-y;
    background-position: left center;
    height: 19px;
    width: 1003px;
}
.search-input {
    font-size:18px;
}
.c-black {
    color:#000000;
```

```css
}
.newsbk {
    border-bottom-width: 1px;
    border-left-width: 1px;
    border-right-width: 1px;
    border-bottom-style: solid;
    border-left-style: solid;
    border-right-style: solid;
    border-bottom-color: #CCCCCC;
    border-left-color: #CCCCCC;
    border-right-color: #CCCCCC;
}
.newsbk1 {
    border-right-width: 1px;
    border-bottom-width: 1px;
    border-left-width: 1px;
    border-right-style: solid;
    border-bottom-style: dashed;
    border-left-style: solid;
    border-right-color: #CCCCCC;
    border-bottom-color: #CCCCCC;
    border-left-color: #CCCCCC;
}
.newsbk2 {
    border-left-width: 1px;
    border-left-style: solid;
    border-left-color: #000000;
}
.top_x {
    background-color: #000000;
    background-image: url(../images/zx.gif);
    background-repeat: repeat-x;
    background-position: left top;
    height: 11px;
    width: 1003px;
}
.left_bj {
    background-color: #67A7FF;
    width: 100%;
}
.main_bj {
    font-family: "宋体";
    font-size: 12px;
    background-color: #FBFBFB;
}
.hi-18 {
    height: 18px;
}
.table_bx {
    border-bottom-width: 1px;
    border-bottom-style: solid;
    border-bottom-color: #CCCCCC;
}
a, a:visited {
    color:#4881B5;
    text-decoration:none;
}
a.dl:link {
```

```css
    font-family: " 宋体 ";
    font-size: 12px;
    color: #000000;
    text-decoration: none;
}
a.dl:visited {
    font-family: " 宋体 ";
    font-size: 12px;
    color: #000000;
    text-decoration: none;
}
a.dl:hover {
    font-family: " 宋体 ";
    font-size: 12px;
    color: #000000;
    text-decoration: none;
}
a.dl:active {
    font-family: " 宋体 ";
    font-size: 12px;
    color: #000000;
    text-decoration: none;
}
.index_top_bj {
    background-color: #FFFFFF;
    background-image: url(../images/index_top.jpg);
    background-repeat: repeat-x;
    background-position: center top;
    border-right-width: 1px;
    border-left-width: 1px;
    border-right-style: solid;
    border-left-style: dashed;
    border-right-color: #CCCCCC;
    border-left-color: #CCCCCC;
}
.index_lm_bj {
    font-family: " 宋体 ";
    font-size: 12px;
    text-decoration: none;
    color: #FFFFFF;
    background-image: url(../images/index_lm.jpg);
    background-repeat: repeat-x;
    background-position: center center;
}
.index_dh_bj {
    font-family: " 宋体 ";
    font-size: 12px;
    background-color: #FFFFFF;
    background-image: url(../images/index_dh.jpg);
    background-repeat: repeat-x;
    background-position: center center;
    border-right-width: 1px;
    border-left-width: 1px;
    border-right-style: solid;
    border-left-style: solid;
    border-right-color: #CCCCCC;
    border-left-color: #CCCCCC;
```

```css
}
.news-row {
    border-bottom-width: 1px;
    border-bottom-style: dashed;
    border-bottom-color: #FFFFFF;
    height: 30px;
}
.row-td {
    color:#888;
    background-color: #CCFFCC;
}
.title-td {
    padding-left:10px;
}
.bx {
    border-right-width: 1px;
    border-left-width: 1px;
    border-right-style: solid;
    border-left-style: solid;
    border-right-color: #CCCCCC;
    border-left-color: #CCCCCC;
}
```

参 考 文 献

[1] 龚沛曾，杨志强. 大学计算机基础 [M]. 5版. 北京：高等教育出版社，2009.

[2] 马斌荣，杨长兴. 医学计算机应用基础 [M]. 北京：高等教育出版社，2009.

[3] 刘卫国，杨长兴. 大学计算机基础 [M]. 2版. 北京：高等教育出版社，2010.

[4] 汤小丹，梁红兵，哲凤屏，等. 计算机操作系统 [M]. 4版. 西安：西安电子科技大学出版社，2014.

[5] 邹赛德. 计算机应用基础 [M]. 4版. 北京：人民卫生出版社，2008.

[6] 王世伟，周怡. 医学信息系统教程 [M]. 北京：中国铁道出版社，2006.

[7] 王世伟. 医学计算机与信息技术应用基础 [M]. 北京：清华大学出版社，2008.

[8] 金新政，陈敏. 医院信息系统 [M]. 北京：科学出版社，2004.

[9] 刘燕，邹赛德. 对医学生计算机教育的思考 [J]. 中国高等医学教育，2006(4).

[10] 冯博琴. 对于计算思维能力培养"落地"问题的探讨 [J]. 中国大学教学，2012(9):8–11.

[11] 龚沛曾，杨志强. 大学计算机基础教学中的计算思维培养 [J]. 中国大学教学，2012(5):51–54.

[12] 夏秦，冯博琴，陈文革，等. 浅析"大学计算机基础"课程中的案例设计 [J]. 中国大学教学，2009(9):41–44.

[13] 杨长兴. 引入计算思维的医学类计算机基础系列课程教学 [J]. 计算机教育，2014(5):10–13.

[14] 姚志洪. 医院信息系统理论与实践 [M]. 北京：高等教育出版社，2014.

[15] 董建成. 医学信息学概论 [M]. 北京：人民卫生出版社，2010.

[16] 王波，吕筠，李立明. 生物医学大数据：现状与展望 [J]. 中华流行病学杂志，2014, 35(6):617–620.

[17] 乔岩，王伟. 大数据在医疗领域的应用 [J]. 健康管理，2014(7):48–49.

[18] 郭晓明，周明江. 大数据分析在医疗行业的应用初探 [J]. 中国数字医学，2015(08):84–85.

[19] 王元卓，靳小龙，程学旗. 网络大数据：现状与展望 [J]. 计算机学报，2013, 36(6):1125–1138.